歯科医師が教える

# 唾液のチカラで健康レシピ

一村幸代
Ichimura Sachiyo

GENTOSHA
幻冬舎 MC

# プロローグ

風邪をひかない健康的な体をつくりたい、病気やがんを予防したい……。多くの人が年齢を重ねるにつれて、健康への意識や病気への不安が高まります。

私は歯科医師として毎日患者に接していますが、特に高齢の人からは口の悩みだけではなく、健康の相談をされることも多くあります。

どんなことをすれば病気にならないか？

普段からサプリメントで栄養を補ったほうがいいか？

健康のために取り組めることはいくつもありますが、私はいつも「唾液の質を高め、その量を増やす食事が健康維持の秘訣」だと伝えています。

「唾液」という言葉が急に出てくると変に思う人もいるかもしれませんが、歯科医師からすると唾液が健康に大きく影響することは常識です。なぜなら唾液にはさまざまな健康効果をもたらす、すごいチカラがあるからです。

例えば唾液中に含まれる免疫物質のＩｇＡ抗体は、ウイルスが細胞に侵入するのを防ぐため、風邪やインフルエンザなどの感染症の予防効果があります。また唾液には口の中を清潔に保つ働きがありますが、その洗浄作用で歯周病や虫歯を予防することは、大腸炎や動脈硬化、がんのリスク軽減にもつながります。

このように唾液は多くの病気を予防するチカラをもっており、その効果を最大限発揮するためには毎日の食事でＩｇＡ抗体をつくる食材を取り入れて唾液の質を高めることと、唾液の分泌量を増やすことが重要です。

本書では歯科医師の視点から唾液の重要性と健康効果、そして唾液の質を高め、その量を増やす食材を使ったレシピを紹介しています。

本書を手に取った皆さんの楽しい食生活と、健康な体で毎日元気に過ごすためのお手伝いができれば幸いです。

# この本の使い方

## 唾液の量を増やし、質を高めて、健康になれる知識と料理が満載！

本書では、私たちが普段あまり意識していない「唾液のチカラ」に注目し、唾液の量を増やし、質を高めることで得られる健康効果、そのための食習慣、生活習慣を豊富なイラストと図解で解説します。また、唾液の量を増やし、質を高めるためには、「食物繊維や抗酸化物質をとること」や「IgA抗体をつくること」が重要。そのために取り入れたい食材や調理法を用いた料理を豊富に紹介します。作っておいしいだけでなく、調理のコツや栄養の知識もしっかり解説しますので、作りながらさまざまなことを学べます。本書で「唾液のチカラ」を意識しておいしく食べることで、自然に健康で若々しい体を手に入れられます。さっそく今日から始めてみませんか？

### 唾液の量を増やし、質を高める方法

#### 唾液の量を増やす

↓

唾液の量を増やすために、大切になってくるのが食物繊維や抗酸化物質をたくさんとること。それにより、唾液の分泌が促され、唾液がたくさん出るようになります。そのほか、噛み応えのある食材を選ぶこと、大きめに切ること、硬めにゆでること、野菜の食感を意識すること、酸味のあるものを食べることも大切なポイントです。

#### 唾液の質を高める

↓

唾液の質を良くするためには、発酵食品や発酵調味料、海藻、きのこなどの食材を取り入れましょう。そのほかにも、唾液に含まれるIgA抗体や、BDNF（脳由来神経栄養因子）を増加させる食材を積極的に取り入れることで、さらに唾液の質を上げて、健康効果を高めましょう。

- ・材料は基本的に2人分で、ソースなどは作りやすい分量のものがあります。
- ・計量単位は、1カップ＝200㎖、大さじ1＝15㎖、小さじ1＝5㎖としています。「少々」は小さじ1／6未満を、「適量」はちょうどよい量を、「適宜」は好みで必要であれば入れることを示します。
- ・野菜類は特に記載のない場合、洗って皮をむくなどの下処理を済ませてからの手順を説明しています。
- ・電子レンジは600Wを基本としています。500Wの場合は、加熱時間を1.2倍にしてください。
- ・保存期間は目安の期間です。季節や保存状態によって保存期間に差が出るので、できるだけ早く食べ切りましょう。

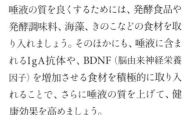

## Part 1

# 唾液の量と質が健康を左右する

### 唾液を出すことで得られる健康効果と望ましい食事、生活習慣のことが分かる！

まずは、唾液を出すことで得られる健康効果、唾液の主な働き、加齢による唾液の減少が体に与える影響などを詳しく理解していきましょう。そのうえで、唾液の量を増やし、質を高めるために効果的な食習慣や生活習慣のこと、おすすめのマッサージやトレーニング法をイラストとともに解説します。

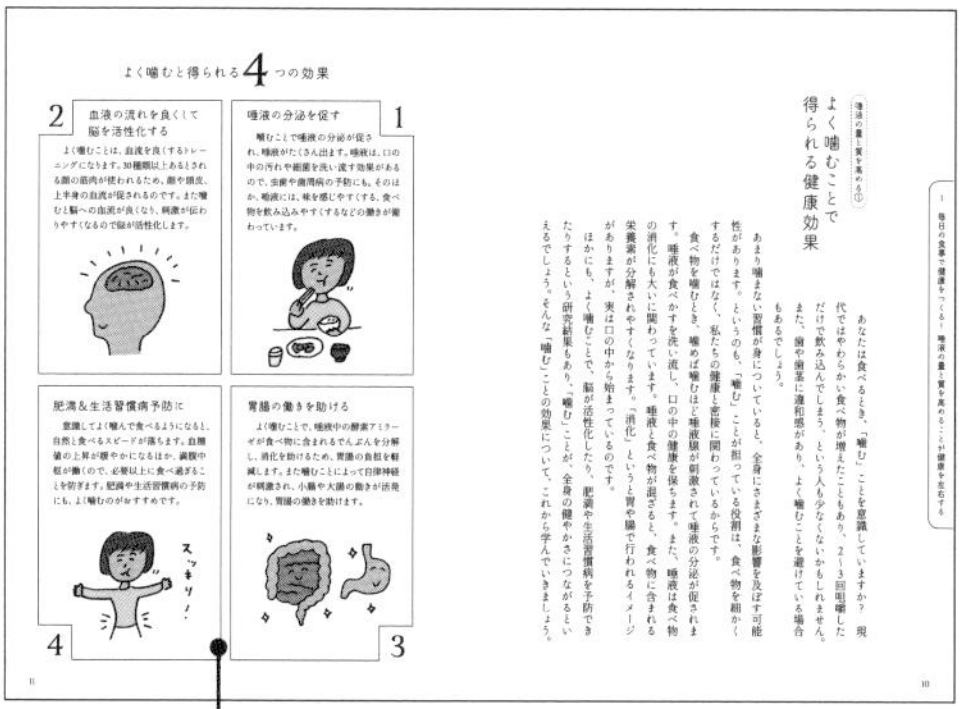

唾液の量を増やし、質を高めるためのポイントを分かりやすく解説。

## Part 2

# 野菜と魚介で唾液の量を増やすレシピ

### 食物繊維や抗酸化物質が豊富な食材を使って唾液を効果的に増やすレシピ

唾液の分泌を促す成分を含む食材や酸味のある食材、抗酸化作用のある食材も効果的に組み合わせたレシピで、唾液の量を増加させ、健康な体に導きます。

野菜をおいしく食べるソースやたれの保存期間も紹介。

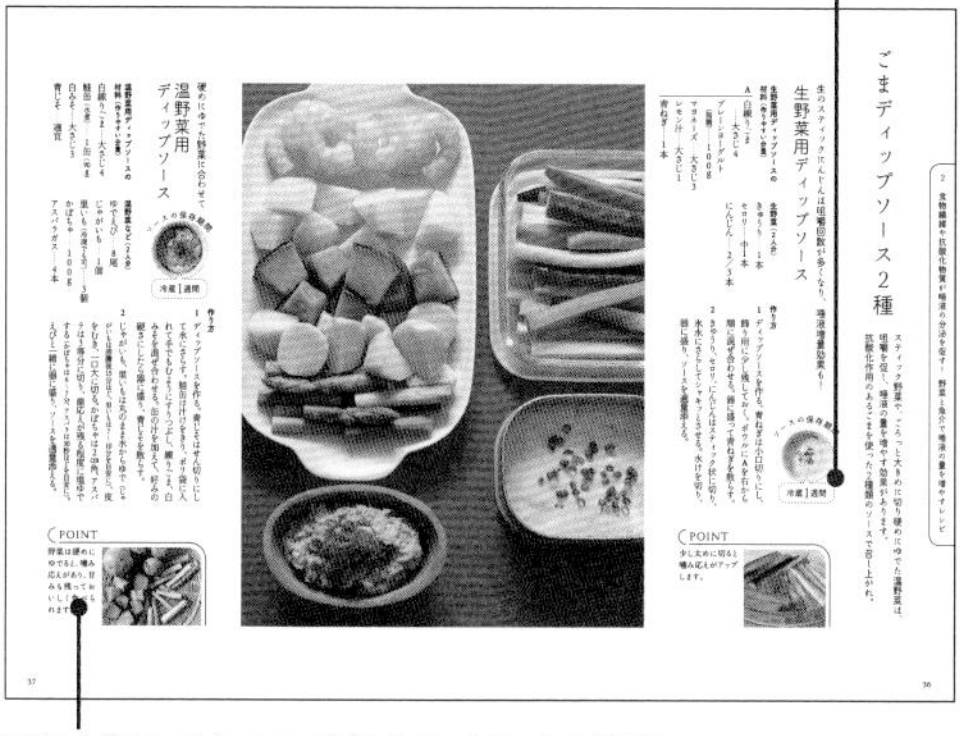

唾液を増やすために効果的なポイントを解説。

## Part 3

# 発酵食品や海藻、きのこで唾液の質を高めるレシピ

### 発酵食品や海藻を使ってIgA抗体をつくるレシピ

ヨーグルトやキムチなどの発酵食品やみそなどの発酵調味料、海藻、きのこなどを使った腸内環境を調えるおいしいレシピを紹介します。IgA抗体をつくって、唾液の質も高まり免疫力がアップするレシピを毎日の食生活に取り入れて、健康を保ちましょう。

IgA抗体をつくる食品や調味料のポイントを紹介。

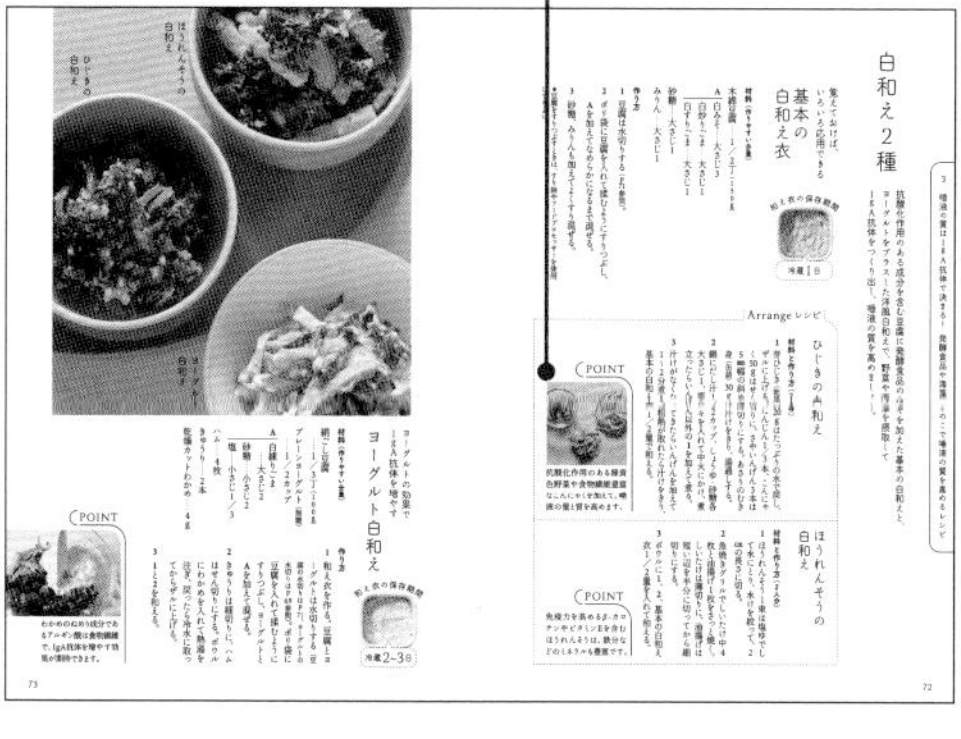

CONTENTS

## Part 3 唾液の質はIgA抗体で決まる! 発酵食品や海藻、きのこで唾液の質を高めるレシピ

# Part 1

# 毎日の食事で健康をつくる！唾液の量を増やし、質を高めることが健康を左右する

唾液は何を食べているときにどれくらい出ているのか、また、その唾液が体に及ぼす影響、さらには唾液には質があることなど、普段あまり意識していない唾液について、一緒に学んでみませんか？ 噛むことで得られる健康効果や、唾液の量を増やし、質を高めるメリットなど、今まで知らなかった唾液と健康の関係を理解しましょう。

噛むことで分泌される唾液について、普段、意識することはありますか？
まずは、下のチェックリストに印をつけてみましょう。

唾液チェックリスト

## 唾液の量

- □ 40歳以上である
- □ のどが渇きやすい
- □ あまり噛まずに早食いをしてしまう
- □ 食事をするときに汁物やお茶で流し込んでしまう
- □ 口の中がネバネバしたり乾燥したりする
- □ 気がつくと口が開いていたり、口呼吸をしていたりすることが多い
- □ 口内炎など口の中に炎症が起こりやすい
- □ 歯磨きを頑張っているのに虫歯が多い
- □ 口臭が気になる
- □ パンやおせんべいなどの乾いたものが食べにくい
- □ 人とあまり話をする機会がない

## 唾液の質

- □ 40歳以上である
- □ あまり噛まずに早食いをしてしまう
- □ ヨーグルトなどの発酵食品をあまり食べない
- □ 朝食を食べないことがある
- □ 冷たい飲み物や食品をよく摂取する
- □ 脂っこいものが好きである
- □ ストレスを感じることが多い
- □ あまり運動をしない
- □ デスクワークが多い
- □ よく便秘や下痢になる

それぞれ3つ以上印がつく人は唾液の量が減り、質が落ちています。
次のページから、唾液と健康の関係について学んでいきましょう！

唾液の量を増やし、質を高める①

# よく噛むことで得られる健康効果

あなたは食べるとき、「噛む」ことを意識していますか？　現代ではやわらかい食べ物が増えたこともあり、2〜3回咀嚼しただけで飲み込んでしまう、という人も少なくないかもしれません。また、歯や歯茎に違和感があり、よく噛むことを避けている場合もあるでしょう。

あまり噛まない習慣が身についていると、全身にさまざまな影響を及ぼす可能性があります。というのも、「噛む」ことが担っている役割は、食べ物を細かくするだけではなく、私たちの健康と密接に関わっているからです。

食べ物を噛むとき、噛めば噛むほど唾液腺が刺激されて唾液の分泌が促されます。唾液が食べかすを洗い流し、口の中の健康を保ちます。また、唾液は食べ物の消化にも大いに関わっています。唾液と食べ物が混ざると、食べ物に含まれる栄養素が分解されやすくなります。「消化」というと胃や腸で行われるイメージがありますが、実は口の中から始まっているのです。

ほかにも、よく噛むことで、脳が活性化したり、肥満や生活習慣病を予防できたりするという研究結果もあり、「噛む」ことが、全身の健やかさにつながるといえるでしょう。そんな「噛む」ことの効果について、これから学んでいきましょう。

# よく噛むと得られる4つの効果

## 1 唾液の分泌を促す

噛むことで唾液の分泌が促され、唾液がたくさん出ます。唾液は、口の中の汚れや細菌を洗い流す効果があるので、虫歯や歯周病の予防にも。そのほか、唾液には、味を感じやすくする、食べ物を飲み込みやすくするなどの働きが備わっています。

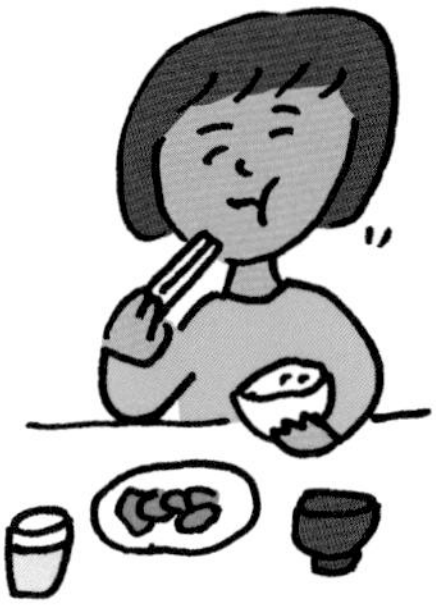

## 2 血液の流れを良くして脳を活性化する

よく噛むことは、血流を良くするトレーニングになります。30種類以上あるとされる顔の筋肉が使われるため、顔や頭皮、上半身の血流が促されるのです。また噛むと脳への血流が良くなり、刺激が伝わりやすくなるので脳が活性化します。

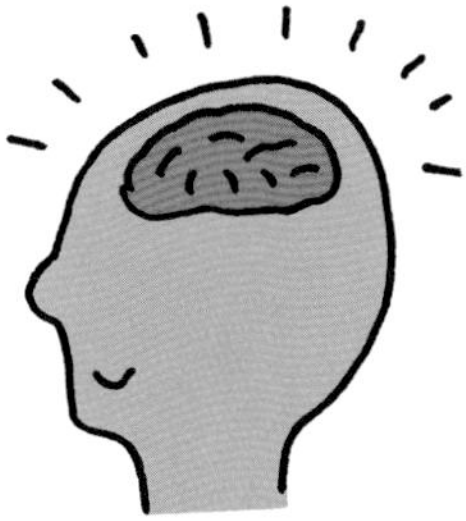

## 3 胃腸の働きを助ける

よく噛むことで、唾液中の酵素アミラーゼが食べ物に含まれるでんぷんを分解し、消化を助けるため、胃腸の負担を減らせます。また噛むことによって自律神経が刺激され、小腸や大腸の動きが活発になり、胃腸の働きを助けます。

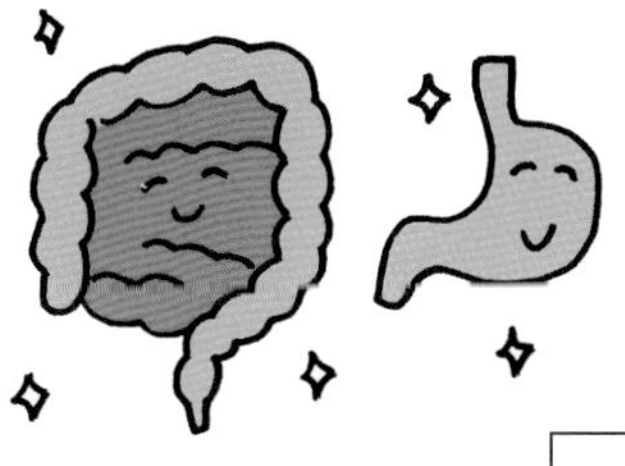

## 4 肥満＆生活習慣病予防に

意識してよく噛んで食べるようになると、自然と食べるスピードが落ちます。血糖値の上昇が緩やかになるほか、満腹中枢が働くので、必要以上に食べ過ぎることを防ぎます。肥満や生活習慣病の予防にも、よく噛むのがおすすめです。

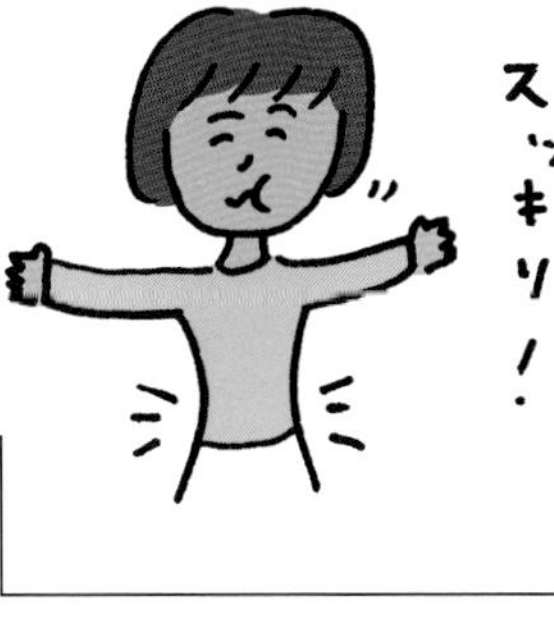

唾液の量を増やし、質を高める②

# 唾液の量を増やし、質を高めるメリット

唾液の主な働きは大きく分けて3つあります。

1つ目は、食べるための働きです。前ページでも解説しましたが、唾液には、食べ物を飲み込みやすくする、味を感じやすくする、消化を助けるといった働きがあります。

2つ目は、口の中の健康を守る働きです。唾液には、口の中の汚れを洗い流して清潔にする働きがあります。ほかにも口の中の酸を中和する、細菌の繁殖を防ぐなどして虫歯や歯周病を防ぎ、口の中の健康を保ちます。

3つ目は、全身の健康を守る働きです。口から入ってくる、病気のもととなる細菌の増殖を防ぐ効果のある唾液は、感染症から身を守るのに非常に重要な役割を果たしています。また、唾液には若返りホルモンと呼ばれアンチエイジング効果があるラクトフェリンなども含まれています。

現代人は唾液の量・質ともに低下傾向にあります。特に近年は、新型コロナウイルス感染症で生活習慣が大きく変化し、ストレスや会話量の低下、運動不足、マスク生活により、唾液に深刻な影響が出てきていることが分かっています。

免疫力を高めるため、また、健康と若々しさを保つために、改めて「唾液」を見直してみませんか？　そして唾液の量・質を高める生活習慣に切り替えていきましょう。

# 唾液の主な3つの働き

## 1 食べるための働き

食べ物を
飲み込み
やすくする

味を感じ
やすくする

消化を
助ける

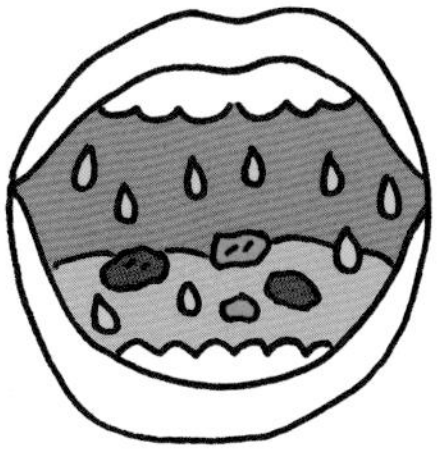

## 2 口の中の健康を守る働き

口の清潔さ
を保つ

口の健康を
保つ

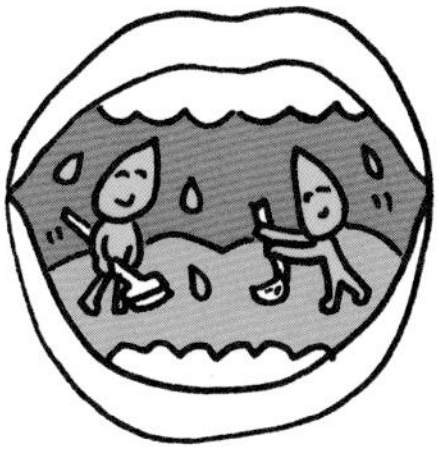

## 3 全身の健康を守る働き

全身の
健康を
守る

抗菌作用を
もつ

アンチ
エイジングで
若返り
効果も

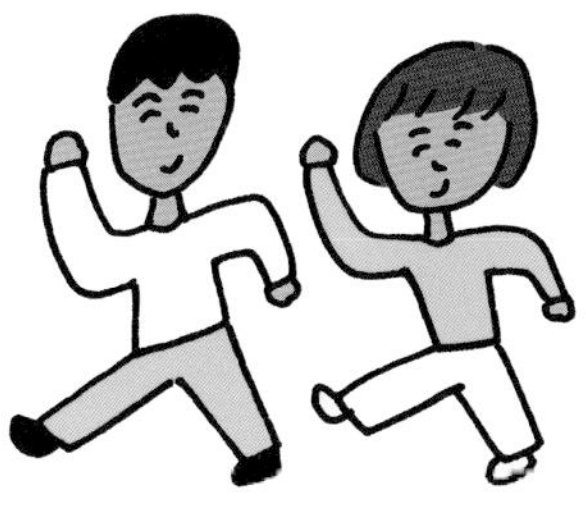

唾液の量を増やし、質を高める③

# 唾液が分泌されるメカニズム

感染症などから身を守り、健康や若さを保っていくためには唾液の量や質を高めることが大切。ここでは、望ましい唾液の量や質について考えていきましょう。

唾液は、99％とほとんどが水でできていますが、残りの1％には「IgA抗体」や「ラクトフェリン」などの免疫に働く成分、そのほか、心身に作用するさまざまな成分が含まれています。IgA抗体とはウイルスなどを撃退する免疫細胞の一種。ラクトフェリンも同様に、白血球の中で免疫に携わっています。

唾液は1日に1〜1・5リットル分泌されます。その95％は、「耳下腺」「顎下腺」「舌下腺」という3つの大唾液腺から分泌され、残りの5％は口腔粘膜やのどの粘膜にある小唾液腺から分泌されます。

大唾液腺から分泌される唾液は、それぞれ成分が異なっており、耳下腺からはサラサラした液が、舌下腺からはネバネバした液が、顎下腺からはサラサラとネバネバが混ざり合った液が分泌されています。唾液をどの腺から分泌するかは自律神経が司っており、リラックスしているときは耳下腺から、緊張状態では舌下腺からの分泌が優位になります。どちらの唾液もそれぞれ働きがあるので、バランス良く出ていることが重要です。

# 唾液の分泌と3大唾液腺のこと

唾液は1日に1〜1.5リットル分泌される
（ペットボトル500ml × 3本分）

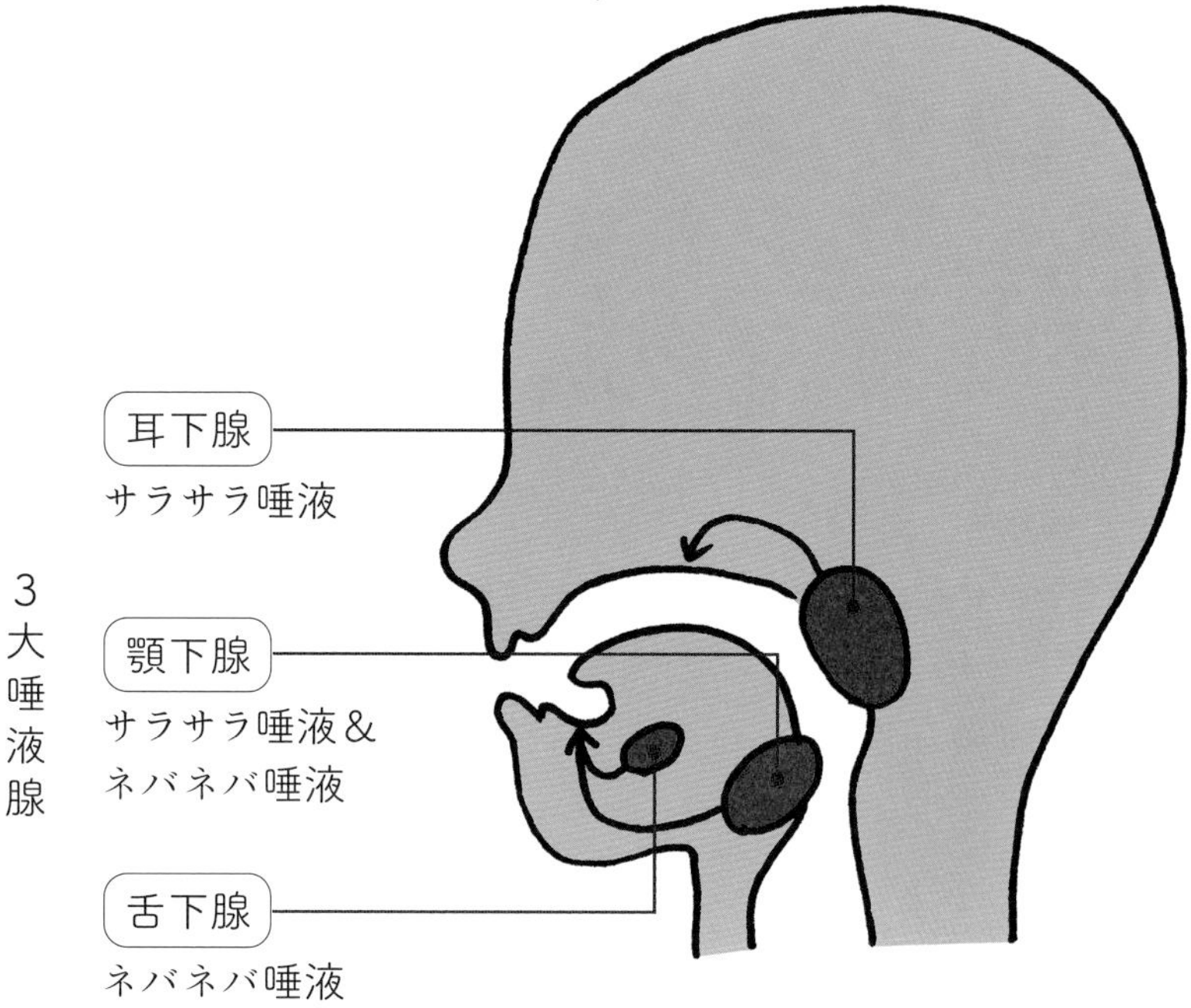


### サラサラ唾液

副交感神経がコントロールしていて、食事中やリラックス時に分泌され、安静時唾液といわれる。楽しいとき、笑っているとき、お風呂に入っているときなどにも。水、カルシウムイオンやリン酸イオンが多く分泌され、消化酵素アミラーゼを多く含み、食べ物を湿らせて飲み込みやすくし消化を助ける。飲食によって酸性に傾いた口の中を洗浄して中性に保つ。

### ネバネバ唾液

交感神経がコントロールしていて、ストレス時に分泌される。加齢もネバネバした唾液が出る原因。水の分泌が減り、ムチン（粘性たんぱく質）を多く含む。自浄作用が働きにくく、細菌の活動が抑えられないので、口臭が発生しやすい状態になる。ただ、細菌をからめとって体内への侵入を防いだり、口の中の粘膜を守り、保湿したりする役目もある。

唾液の量を増やし、質を高める④

## 唾液の分泌量が減る原因

私たちの健康に深く関わっている唾液。しかし、今、唾液の量や質が低下しているといわれています。では、なぜ唾液は減ってしまうのでしょうか。さまざまな原因が考えられますが、主に4つの原因が挙げられます。

1つ目は、疾患によるもの。糖尿病や女性に多い免疫病「シェーグレン症候群」などの疾患では、唾液が減少し、口が乾燥する症状が表れます。

2つ目は、生活習慣や環境によるもの。唾液分泌には、自律神経が関わっていることから、ストレスが原因で唾液量が少なくなることが分かっています。そのほか、普段から口呼吸をしていると口の中が乾燥し、唾液の質も低下しやすくなります。食生活では、お酒の飲み過ぎ、塩分のとり過ぎが脱水状態を引き起こし、唾液の減少につながることがあります。

3つ目は、加齢に伴う機能低下。加齢による筋力低下や水分量の減少、ホルモンバランスの変化も原因の一つです。

4つ目は、薬の副作用です。薬の一部には唾液分泌が抑えられてしまう副作用もありますので、気になる人は主治医に相談するとよいでしょう。

口が渇いた、唾液が減ってきたと感じたら、まずは、自分の生活習慣や健康状態を見直してみることから始めましょう。

# 唾液が減る4つの原因

## 1 疾患によるもの

糖尿病により脱水症状になる、シェーグレン症候群により唾液腺が攻撃されるなどの理由で、口腔内が乾燥します。また、脳血管障害の後遺症で、麻痺や口腔の筋力低下が起こった結果、唾液腺が刺激されず分泌量が減ることもあります。

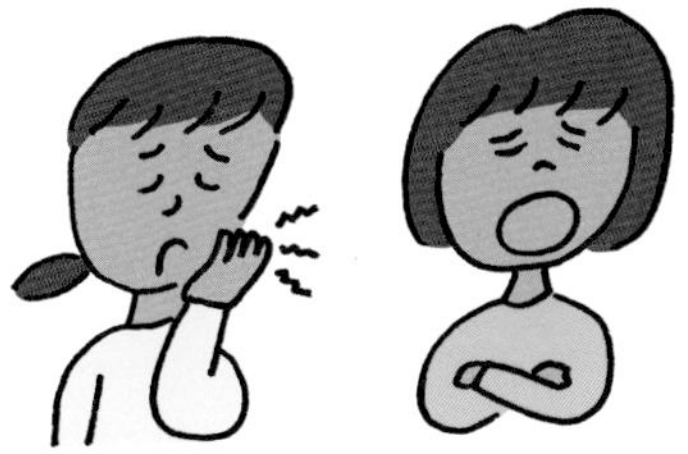

## 2 生活習慣や環境によるもの

口呼吸や不十分な歯磨き、よく噛まないで食べること、アルコールや脂質、塩分過多の食事は、分泌量を低下させる原因になります。またストレスも唾液の量や質に影響します。ほかには、室内の乾燥など環境が原因の場合もあります。

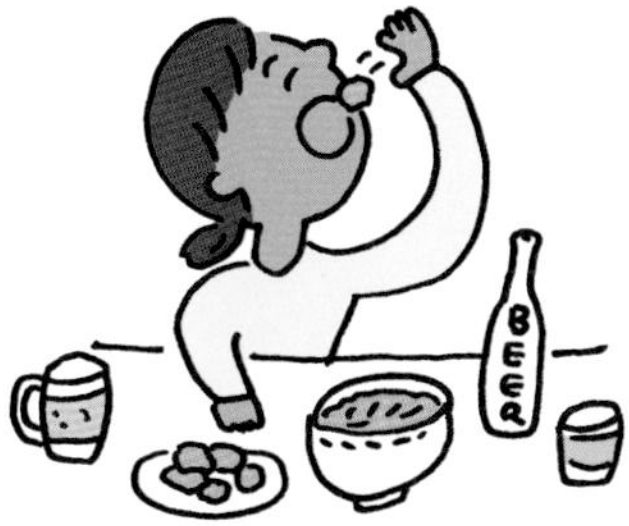


## 3 加齢に伴う機能低下

加齢による筋力低下、体内の水分量減少、唾液腺の分泌機能の老化などが原因で唾液の分泌量が減少します。ホルモンバランスの変化も深く関わっており、女性の更年期症状として唾液の減少が起こることもあります。

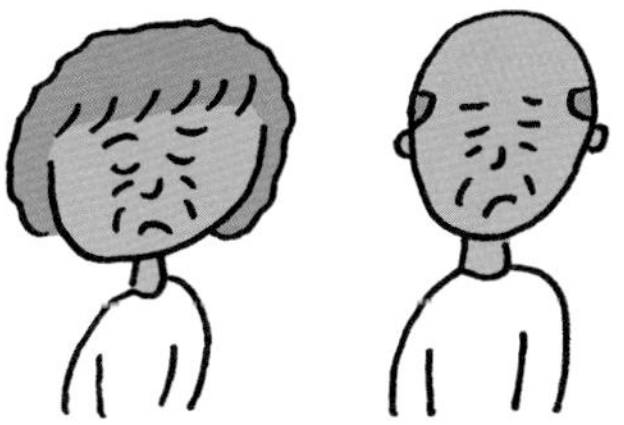

## 4 薬の副作用

睡眠導入剤や精神安定剤、抗うつ薬、抗てんかん薬、抗アレルギー薬、高血圧治療薬、風邪薬、花粉症の薬など、薬の中には副作用として口腔の乾燥を引き起こすものもあります。薬を多く服用している場合や、気になる場合は主治医に相談を。

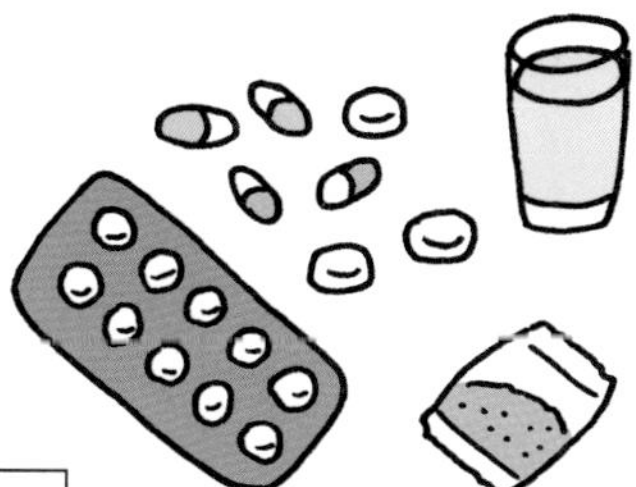

唾液の量を増やし、質を高める⑤

# 唾液の分泌量が減ると起こりやすくなる症状

唾液の分泌量が減り、口の中が乾燥した状態を「ドライマウス」といいます。前のページで紹介したように、さまざまな原因があり、症状を抱える人は増え続けているといわれています。ドライマウスは「ただ口が渇いているだけだ」と思って放置すると、口腔内の病気や、やがては全身の疾患を引き起こすことにもなりかねませんので、注意が必要です。

起こりやすくなるのが、口臭や口内炎、口角炎などの炎症です。唾液には、口腔内を清潔に保つ機能が備わっています。唾液の分泌量が減少することで、細菌などが繁殖しやすくなり、こうした病気を引き起こしてしまうのです。高齢者では、口が乾燥してものを飲み込みにくくなり、誤嚥性肺炎などの深刻な病気を引き起こすこともあります。「口」という体の一部の不調ではあっても、全身に影響を及ぼすドライマウス。油断は大敵です。

また、唾液の減少は、虫歯、歯周病などの歯の病気を悪化させる原因にもなります。歯の健康が損なわれると、うまくものを噛めないなど、食事の機能に支障が生じてきます。生活の質（QOL）が低下するほか、胃腸がスムーズに働かなくなり、便秘や下痢などを起こしがちになってしまいます。

## 1 ドライマウス

### 唾液量が減って口の中が乾燥した状態

ドライマウスとは、唾液の量が減り、口の中が乾燥している状態のこと。頻繁に水を飲みたくなる、乾いた食べ物を噛みにくい、食べ物が飲み込みにくい、口の中がネバネバするなどが主な症状です。また、歯肉や舌の乾燥、舌の表面のひび割れなどが見られます。白いカビのようなものが生えている状態になることも。

#### 正常

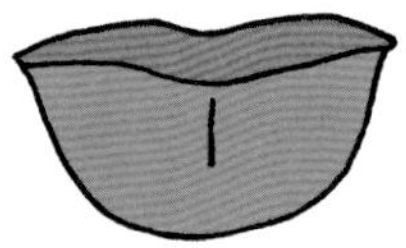

- 薄いピンク色
- 白い舌苔が薄く付着している
- 表面がザラザラ

#### ドライマウス

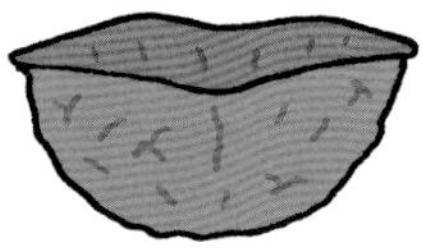

- 赤っぽい色
- 舌苔が厚く付着している
- 表面がツルツル
- 溝のようなシワがある

## 2 歯周病

### 唾液が減ることで歯周病菌が増殖する

本来、唾液によって口の中の汚れが落とされ、清潔さが保たれていますが、唾液が減ることでさまざまな細菌が繁殖しやすくなります。歯周病菌も歯茎と歯の間にある歯周ポケットに増殖し、まずは歯茎の炎症である歯肉炎を引き起こします。放置すると進行し、歯を支えている骨が壊され、歯がぐらついて、やがては抜ける原因に。

#### 歯周病の症状

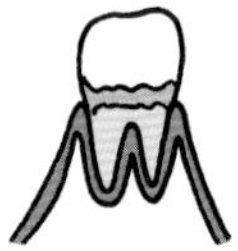

歯肉炎
歯垢がたまった状態

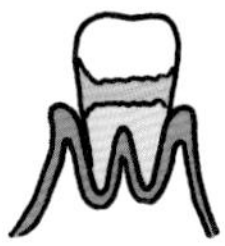

歯周炎（軽度）
歯周病ポケットが深くなった状態

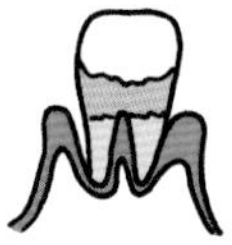

歯周炎（中度）
歯茎の炎症が強まった状態

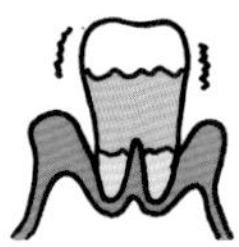

歯周炎（重度）
歯槽骨が壊れて歯がぐらつく状態

歯肉炎は歯肉が赤く、歯と歯の間の歯肉が丸みを帯びてふくらみ、歯磨きの際に出血する。一方、歯周病は、歯肉が赤紫色で、歯と接している歯肉が腫れ、歯磨きで出血したり膿が出たりする。

## 3　糖尿病・動脈硬化など

### 歯周病になると　インスリンの働きが弱まる

唾液の分泌量が減少し口腔内に炎症が起こると、サイトカインと呼ばれる物質が分泌されます。これがインスリンの働きを弱めてしまい、糖尿病を引き起こしやすくします。また歯周病菌が体内の血管壁を傷つけ、動脈硬化の原因になることも。

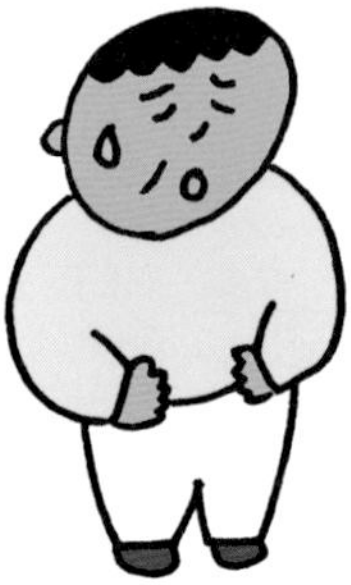

## 4　がん

### 唾液減少による虫歯で　がんになりやすくなる

唾液には、がんの原因となる活性酸素を抑える働きがあります。しかし、虫歯や歯周病になると絶えず口腔内に炎症が起き、活性酸素を抑える働きが低下してしまい、発がんリスクが高まります。

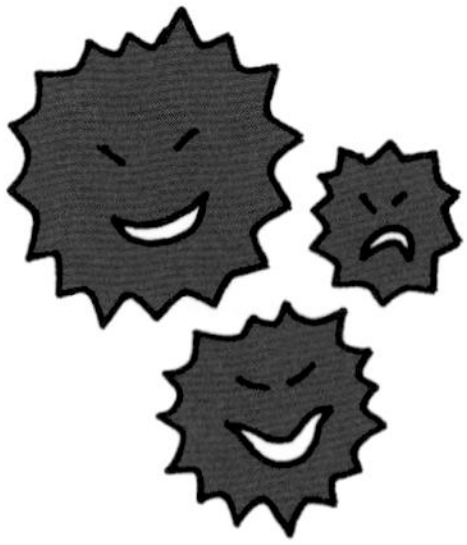

## 5　大腸炎

### 歯周病が引き金になり　腸内環境が乱れる

歯周病菌などが腸に届くと、腸内環境が悪化し、便秘や下痢を引き起こします。また、こうした状態が長引くと、大腸がんなどの発症リスクを高めるほか、腸内の免疫機能がうまく働かず、全身の免疫にも影響を及ぼします。

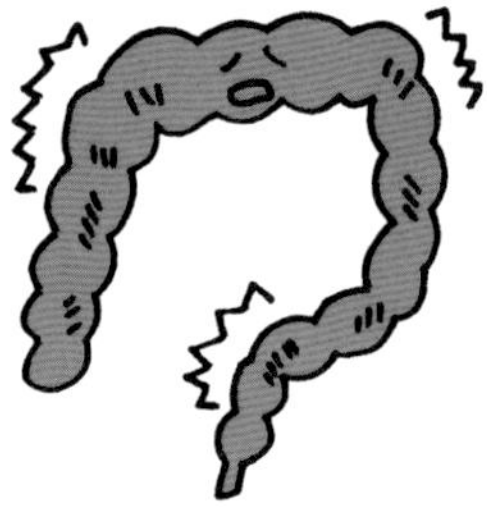

## 6 感染症

### 重度のドライマウスは感染症にかかりやすくなる

健康な状態では、唾液に含まれる抗体などが外部から侵入する細菌やウイルスを撃退します。ドライマウスになると抵抗力が弱まり、外敵を防ぎきれなくなることに。そのため、風邪をはじめとする感染症にかかりやすくなります。

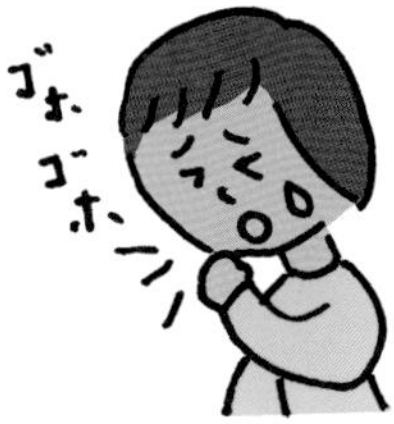


## 7 肌や髪の老化

### 唾液が減るとホルモンの減少により、老化が加速する

唾液には成長ホルモンが含まれ、毛細血管から全身を巡り、細胞の生成や修復を行います。唾液が減ると、このホルモンが体内を回らなくなって細胞の代謝が行われなくなり、細胞が老化。見た目も体の機能も衰えてしまう原因に。

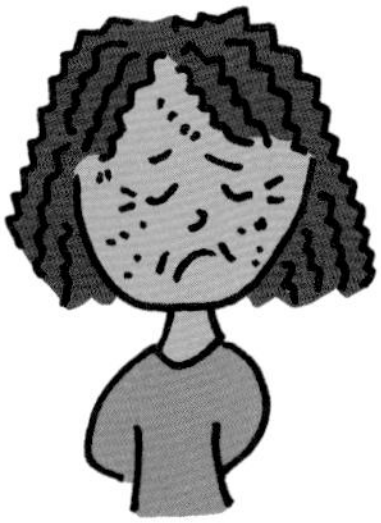

唾液の量を増やし、質を高める⑥

# 唾液の量を増やし、質を高めるポイント

ここまでで、唾液の大切さと、唾液の量や質が低下することで全身にどう影響が及ぶかということが十分理解できたかと思います。ここからは、いよいよ本題の唾液の量を増やし、質を高める方法について解説していきます。

第一におすすめしたいのは、「よく噛むこと」です。口に食べ物を入れたとき、咀嚼の回数を数えるなどして「噛むこと」を意識してみましょう。さらに、食事の盛り付けや食感などの工夫をして楽しみながら食べることも大切です。楽しみながら食べることが栄養素の消化吸収を高めることにつながります。

次に、軽い運動です。軽い運動にはリラックス効果があり、体内の成長ホルモンや免疫抗体の量が増加するので、唾液の質を高めます。唾液の分泌を良くするためには、唾液腺マッサージや舌のトレーニングなどもおすすめです。筋トレやマラソンなど負荷がかかりがちな運動は、やり過ぎると免疫機能を下げる原因にもなるので注意しましょう。

そして三度の食事も、唾液の量や質に注目して食材を選びましょう。やわらかいものよりは硬いものを選び、細かくせずある程度大きめにカットするなど、調理法の工夫を。唾液の大切さを心に留め生活習慣を見直していきましょう。

## 1 よく噛む

### よく噛むことで唾液腺を刺激して

噛むことは、唾液の量や質を高めるための基本中の基本。噛めば噛むほど、唾液腺が刺激され、唾液がたくさん分泌されます。噛むうちに食べ物が唾液と混ざり合い、どろどろになってきます。この状態になると味が舌にダイレクトに伝わります。また、唾液中の酵素が栄養素を分解し、消化しやすくしてくれます。さらに、口腔内の自浄作用が活性化し、免疫を高めるIgA抗体や成長ホルモンの分泌も増加。口腔内や全身の健康を守る唾液の働きが高まります。

#### 噛むときのポイント

##### 1口につき30回は噛むように意識する

食べ物を一度にたくさんほおばると噛みにくくなるので、少量ずつ口に運び、箸を置いて噛むことに専念しましょう。1口につき、最低30回は噛んでから飲み込むこと。唾液と混ざって食べ物の味が変わるのをよく味わいながら噛みましょう。

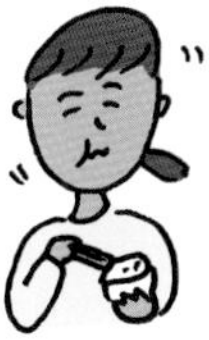

##### 飲み物と一緒に食べ物を飲み込まない

食べ物をよく噛んでから飲み込むように心掛けましょう。食べ物を口に入れた状態でお茶などの水分を一緒に飲んでしまうと、よく噛めなくなります。また唾液や消化液が薄まって消化機能が低下するので、食事中の水分摂取は最小限に。

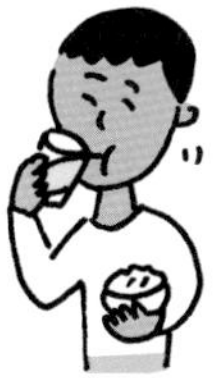

##### 食事の姿勢を気をつけること

上半身をまっすぐに保ち、背中を自然に丸めて首を前屈。飲み込むとき、のどが「ごっくん」と無理なく動く姿勢を意識して。リクライニングチェアやソファなどにそっくりかえる姿勢は飲み込みにくく、唾液が出にくいのでNGです。

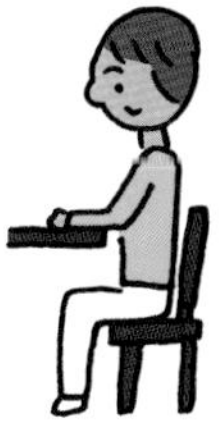

##### 盛り付け、食感、味に変化をつける

「おいしそう」と感じると自然に唾液がわいてきます。食事を作るときは、見た目や食感、味に変化をつけ、三度の食事を楽しめるように工夫しましょう。食事をするときは、大切な人や心おきなく話せる人など相手も重要です。

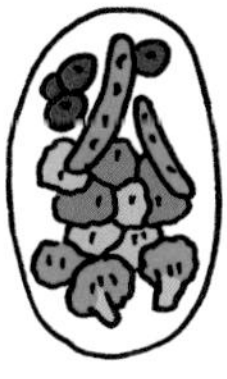

## 2 十分な水分補給を

### 1日1・5〜2リットルの水分をこまめに補給

唾液をたくさん出すためには、体内の水分量が十分に足りていることも重要です。1日に1・5〜2リットル程度の水を飲むようにしましょう。いっぺんに飲んでも吸収されないので、こまめに少しずつ口に含むのがポイントです。

**お茶やコーヒーなどカフェインは避けましょう**

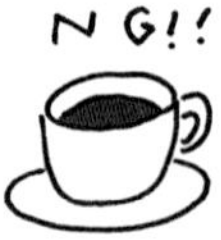


お茶やコーヒーに含まれるカフェインには利尿作用があるため、せっかく水分をとっても体外に排出されてしまいます。水分補給には水がおすすめです。

## 3 体や口を動かす

### 歩く、軽い体操、口を動かすのが効果的

話す、笑う、歌うなどは、日常生活のなかでできる最も手軽な口のトレーニング。できる範囲で取り入れましょう。また、体を動かすと全身の血流が促され、心身がリラックスして唾液の量・質も高まります。軽い運動をしたり、運動効果を高める歩き方を意識してみたりするとよいでしょう。激しい運動をすると運動後の免疫力が下がることがあるので、栄養をとる、十分に体を休めるなどの工夫が必要です。

**上を向いて歩く**

リラックス効果のある散歩。正しい姿勢で早足に歩くと、有酸素運動としての効果もアップ。

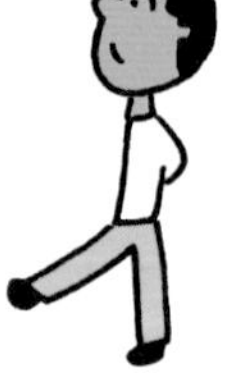

**話す、笑う、歌う**

日常生活のなかで自然にできるトレーニング。バスタイムの一人カラオケもおすすめ。

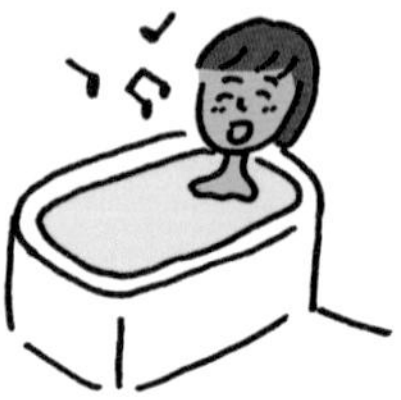

**ラジオ体操**

場所を選ばず、どこでも気軽にできる有酸素運動。椅子に座って行うなど、強度の調整も可能。

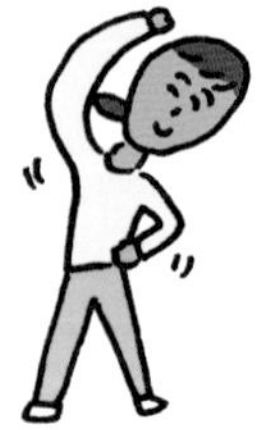

# 4 マッサージ&トレーニングをする

## 唾液腺マッサージや舌トレのススメ

唾液の量や質をアップするためのマッサージやトレーニングを日常的に取り入れるのもおすすめです。なかでも、唾液腺を刺激し、唾液を出やすくしてくれるのが頬や顎下のマッサージ。お風呂上がりなどに習慣にするとよいでしょう。「舌トレ」と呼ばれる舌のトレーニングは、舌の筋肉や口周辺の筋肉を鍛える筋トレのこと。唾液腺を刺激するほか、口呼吸の改善効果があります。また口臭予防や顔が引き締まるうれしいおまけも。ぜひ習慣にしましょう。

### 唾液腺マッサージ

#### 顎下腺マッサージ

両手とも握り拳をつくり、下顎の内側に沿って、エラの部分から手前にスライドする。これを10回以上繰り返す。

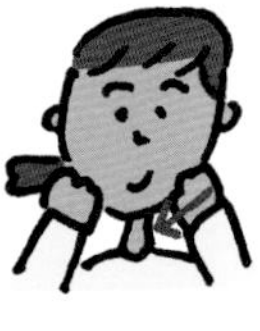

#### 耳下腺マッサージ

耳の前の下あたりに親指をあて、前に向かって矢印の方向に動かす。2分以内で10回以上繰り返す。

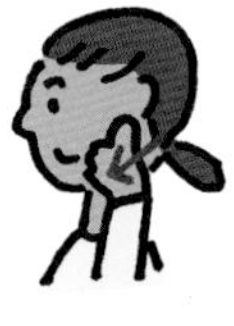

### 舌トレ

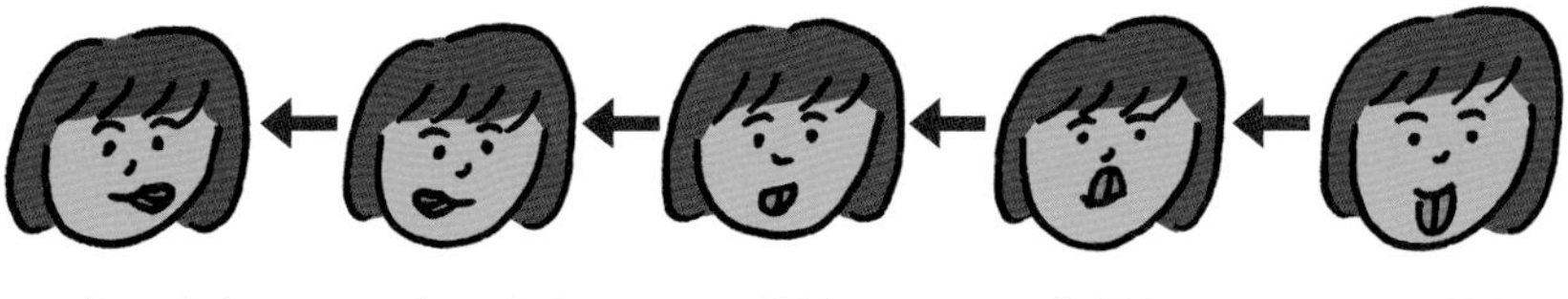

舌を前につき出す → 上唇を舐める → 下唇を舐める → 口角の右を舐める → 口角の左を舐める

# 5 食べ物や食べ方を意識する

## 唾液の量や質を高める食材を積極的に取り入れて

食材の選び方や、その調理法によっても、唾液への効果が高まります。硬いものを選ぶと自然と噛む回数も多くなり、唾液分泌が促されます。食材も細かくし過ぎず、大きめにカットしてよく噛める状態にしましょう。ただし飲み込みに問題がある人はやわらかく煮る、とろみをつける、ムース状にするなど、のどにひっかからないように調理します。そのほか、酸っぱいものも唾液分泌を高めるのでおすすめ。唾液の質を高める栄養素も意識して取り入れましょう。

### 唾液の量を増やす食べ物

#### 酸っぱいもの

梅干しなどの酸味は唾液の分泌を高めます。キムチなどの酸っぱい漬け物や香りづけのレモンなどの酸味を取り入れましょう。

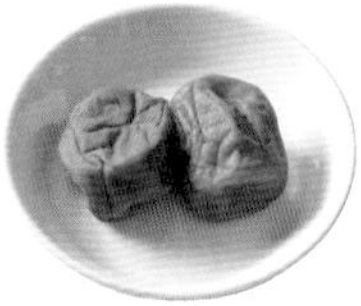
梅干し

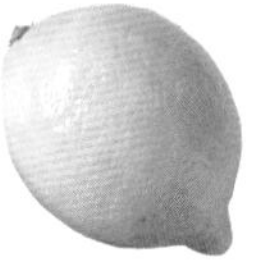
レモン

#### 硬いもの

乾物やナッツ類は歯応えがあり、唾液の量をより増してくれる効果アリ。料理に混ぜて食感を変化させるのにもおすすめ。

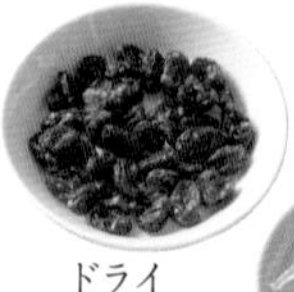
ドライフルーツ

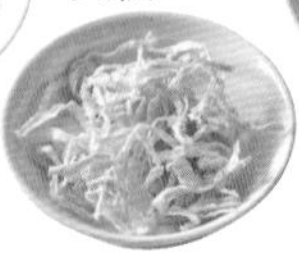
切り干し大根

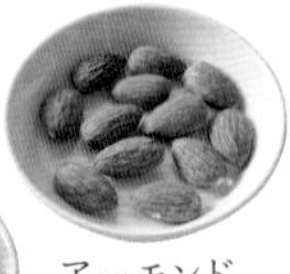
アーモンド

#### 抗酸化作用のあるもの

活性酸素の増加は唾液量減少を招きます。DHAやビタミンA、C、Eなど抗酸化物質が豊富な食品をとって予防を。

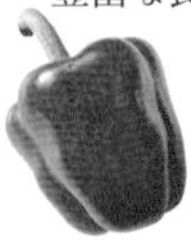
パプリカ

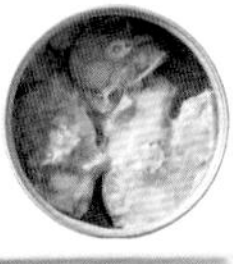
さば缶

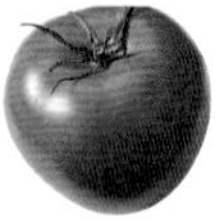
トマト

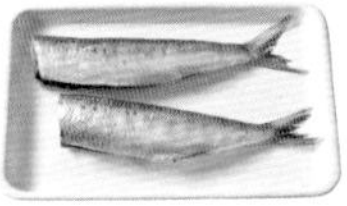
青魚

#### 旨味成分を含むもの

昆布に含まれるアルギン酸や納豆に含まれるポリグルタミン酸などの「旨味成分」は唾液腺を刺激し、唾液を増やす効果が。

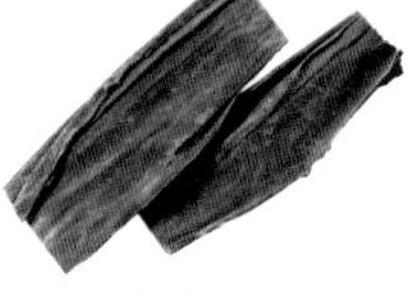
昆布

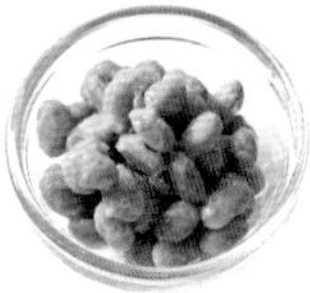
納豆

## 唾液の質を高める食べ物

### BDNFを増加させるもの

唾液に含まれ、神経細胞の成長や再生を促すBDNF（脳由来神経栄養因子）を増加させる食品を取り入れましょう。

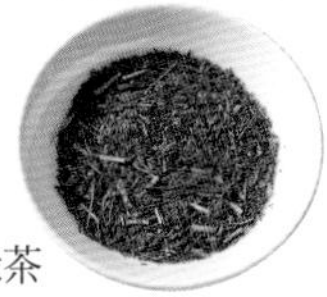
緑茶

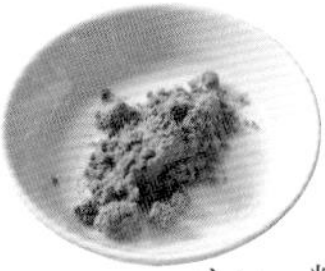
カレー粉

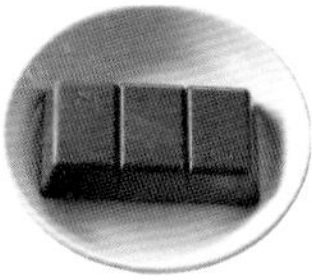
チョコレート

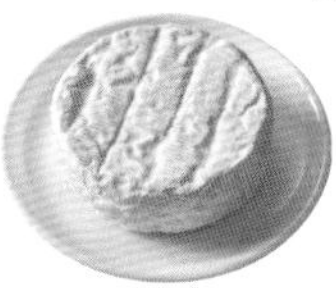
カマンベールチーズ

### IgA抗体を増加させるもの

免疫力を高めるIgA抗体を増やすのが、発酵食品や海藻。腸内環境を良好に調え、腸内や唾液中のIgAを増加させます。

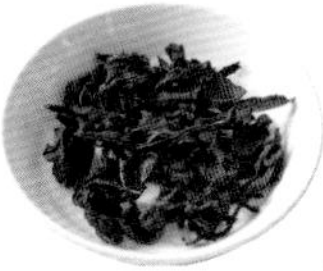
海藻

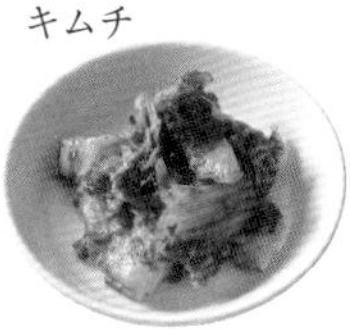
キムチ

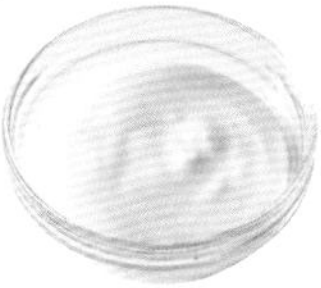
ヨーグルト

## 調理・食べ方のポイント

### 硬めにゆでる

食べ物がやわらか過ぎると、よく噛まずに飲み込んでしまいがち。野菜などはゆで過ぎず、ある程度歯応えを残して硬めに仕上げるのがおすすめです。

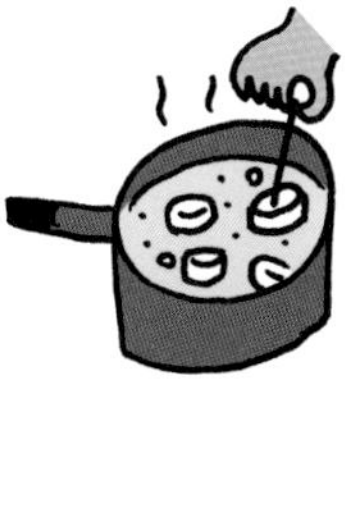

### 食べ物を大きめに切る

噛む回数を増やす工夫として、食べ物をなるべく大きめにカットしましょう。口を大きく動かすことにもつながり、口腔トレーニング効果が高まります。

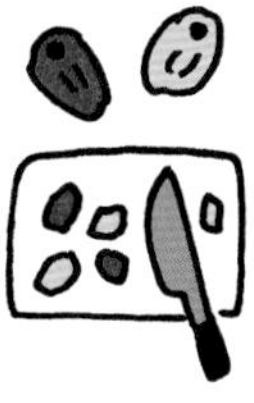

### リラックスしながら食べる

ストレスは唾液の量や質を低下させます。逆に、リラックスして食べると唾液の量や質はともにアップ。食事は、会話を交わしながら楽しんでとることが大切。

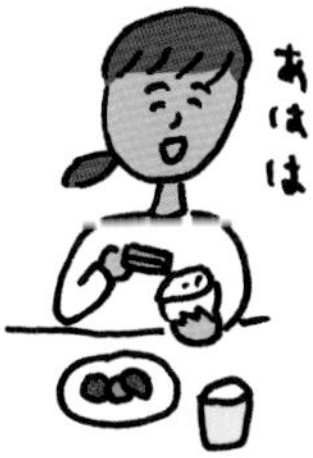


### 過剰な脂質やアルコールはNG

脂質に偏った食事やアルコールは、唾液の量や質も低下させるので注意。脂質をとるなら、魚の脂やオリーブ油、アマニ油など抗酸化作用の高いものを選んで。

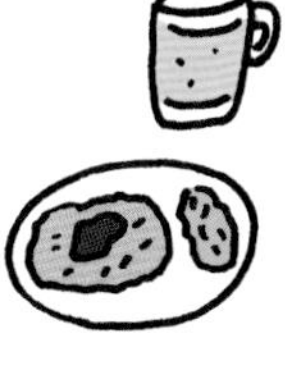

唾液の量を増やし、質を高める⑦

# 腸内環境と唾液の質の関係

新型コロナウイルス感染症が大きな社会問題となったことで、「免疫力」がこれまで以上に注目されています。そんななかで、免疫システムには腸内環境が深く関わり、腸内に存在する免疫細胞がウイルスなどの外敵を日々、撃退していることが知られるようになりました。

そして、実は、この腸内環境は、本書のテーマである唾液とも深い関係があることが分かっています。唾液中に含まれるＩｇＡという抗体は、腸内にも数多く存在します。唾液と腸内環境には相関性があり、唾液の量や質の状態が良ければ、腸内環境も良好、ということができます。ＩｇＡ抗体がたくさん増えれば、全身の免疫力も高く保たれるというわけです。反対に唾液の量や質が低下すると、腸内環境も悪化するため、ＩｇＡ抗体も減ってしまい、免疫力の低下につながります。

また、唾液中にはこのＩｇＡ抗体のほかにも、免疫に関わる未知の成分が含まれていることがこれまでの研究で分かっています。唾液にはまだまだ無限の可能性が期待できるのです。健康や若さを求めるうえで欠かせない、重要な秘密が唾液にはあるのかもしれません。

あなたも今日から唾液を大切にする習慣を一つでも多く取り入れていきましょう。

腸と口腔の健康は結びついている

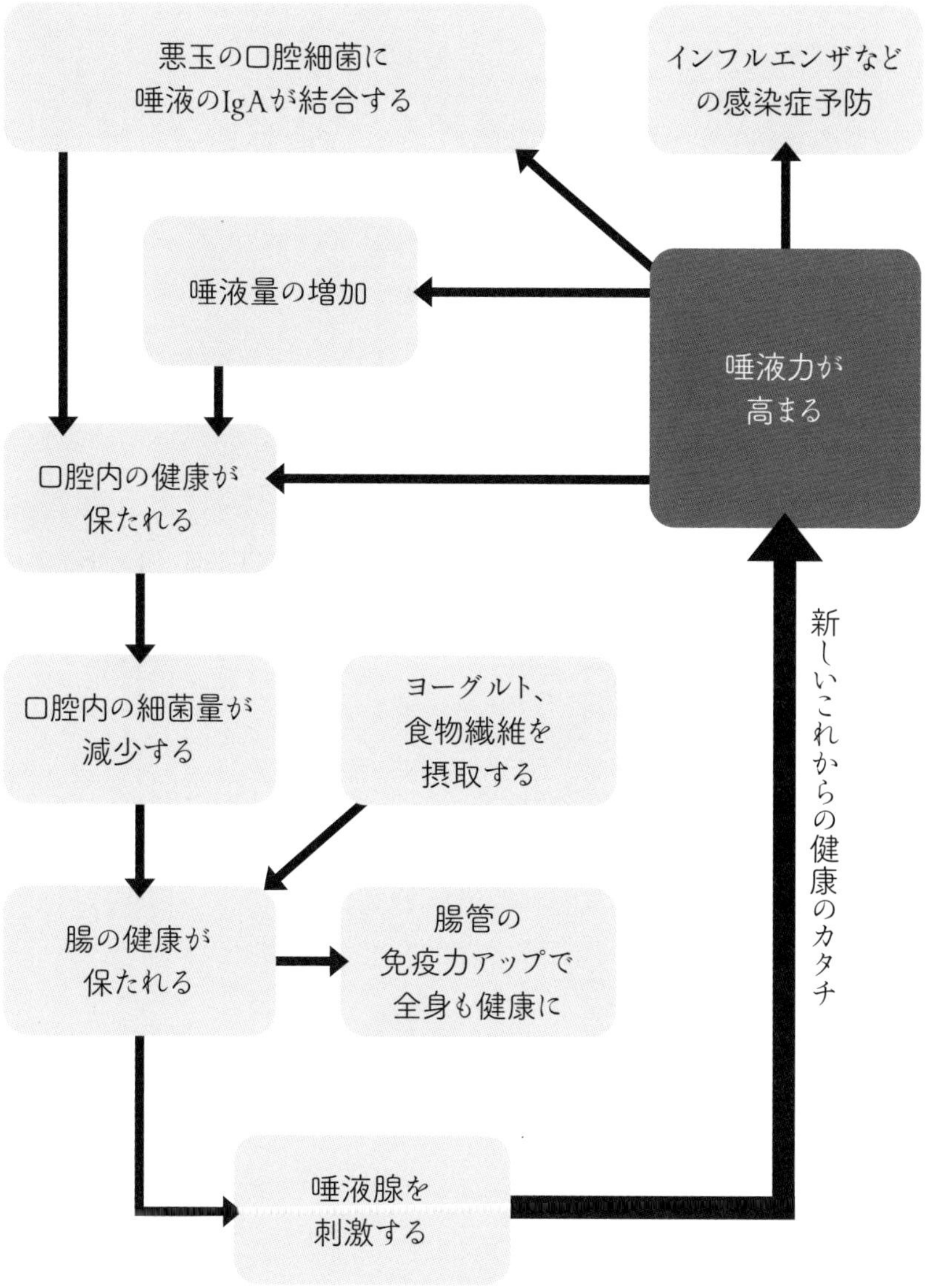
悪玉の口腔細菌に
唾液のIgAが結合する
インフルエンザなど
の感染症予防
唾液量の増加
唾液力が
高まる
口腔内の健康が
保たれる
新しいこれからの健康のカタチ
口腔内の細菌量が
減少する
ヨーグルト、
食物繊維を
摂取する
腸の健康が
保たれる
腸管の
免疫力アップで
全身も健康に
唾液腺を
刺激する

出典：NPO法人日本唾液ケア研究会 セミナー資料を基に作成

# 唾液の量を増やす食材&唾液の質を高める食材

食物繊維が豊富な野菜は、噛む回数を増やして唾液の分泌を促します。
大きめに切って、火を通し過ぎないように。

## 唾液の量を増やす食材

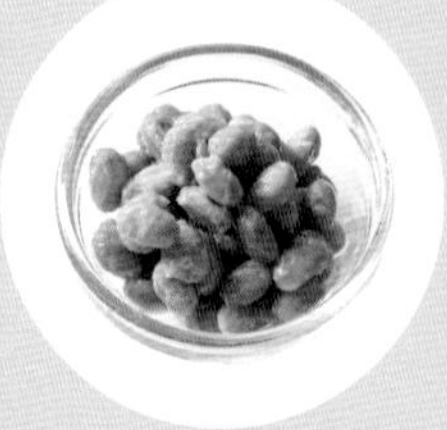

### 納豆

栄養価の高い納豆は食物繊維も多く、旨味成分のポリグルタミン酸が唾液腺を刺激して唾液の分泌を促進。

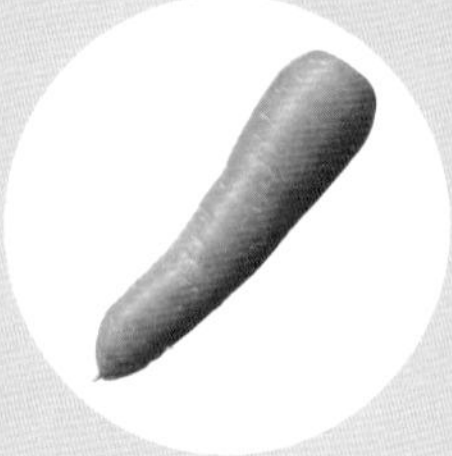

### にんじん

生でスティック状に切ると噛み応えはトップクラス。β-カロテンやカリウム、ビタミンCなどが豊富です。

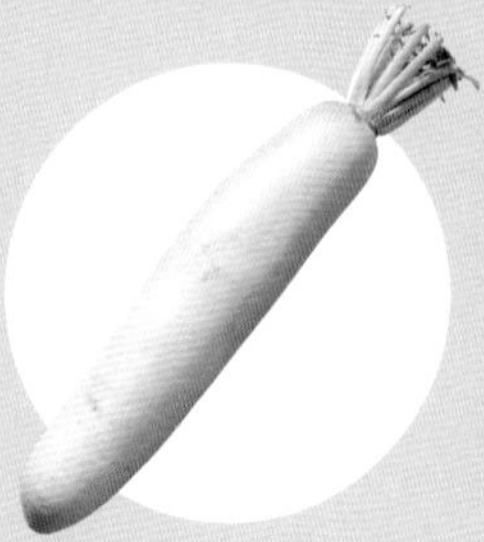

### 大根

食物繊維を含み、噛み応えも十分。抗酸化作用の強いビタミンCが代表的な栄養素で、葉にはβ-カロテンが豊富。

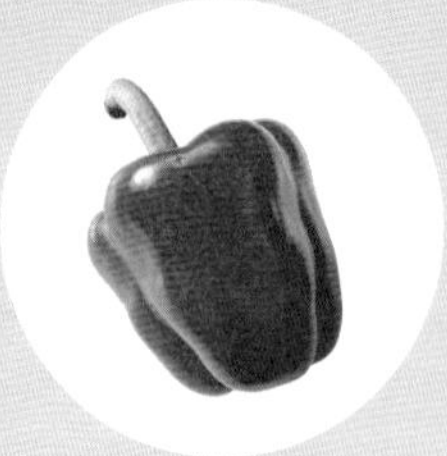

### パプリカ

食物繊維が多く、ビタミンCやカリウムも豊富。目に良いルテインや抗酸化作用のあるβ-カロテンも含みます。

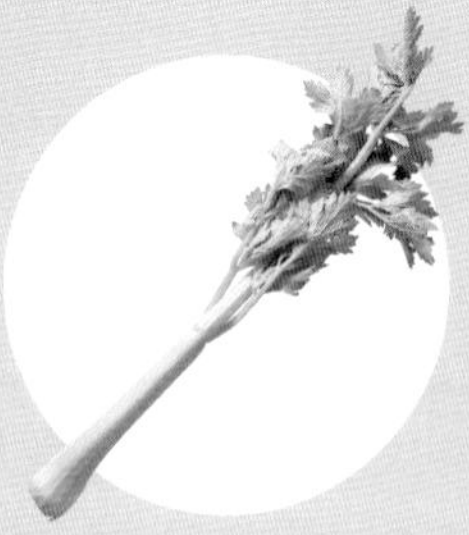

### セロリ

カリウムや食物繊維が豊富なセロリは、生で食べるとシャキシャキとした食感が楽しめます。

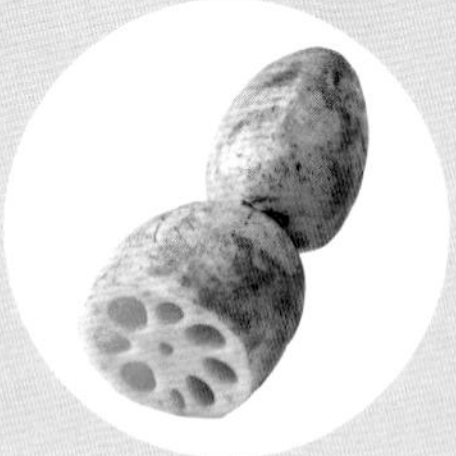

### れんこん

切り方や調理方法で食感が変わります。ビタミンCが豊富で、抗酸化作用のあるポリフェノールも含みます。

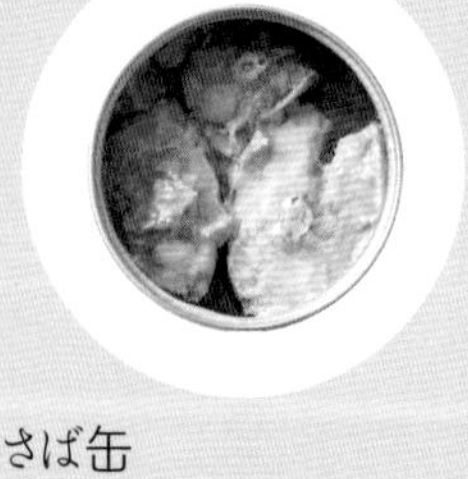

### さば缶

骨まで食べられるので、カルシウムを手軽に摂取でき、汁ごと使えば栄養を余すところなく摂取できます。

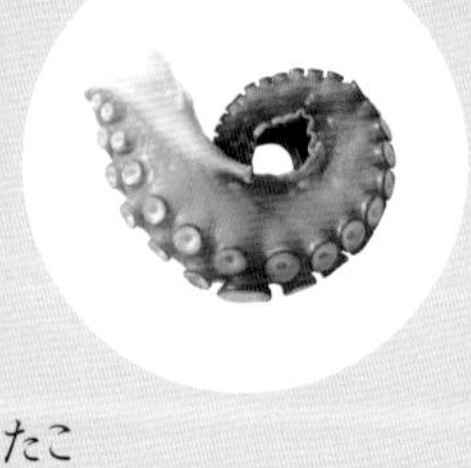

### たこ

噛み応えがあるので自然と噛む回数が増えます。動脈硬化予防や肝機能強化などの効果があるタウリンが豊富。

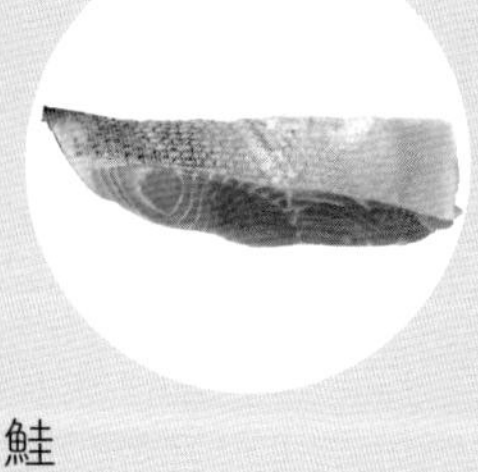

### 鮭

鮭は噛み応えがあり、抗酸化作用に優れたアスタキサンチンやビタミンDなどが含まれ、免疫力向上に効果も。

## 唾液の質を高める食材

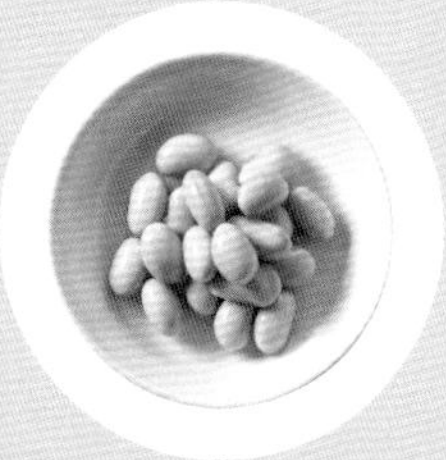

### 大豆
ビタミンやミネラルの含有量が多く、ビフィズス菌を増殖させる作用のあるオリゴ糖も含まれ、IgA抗体の増加が期待できます。

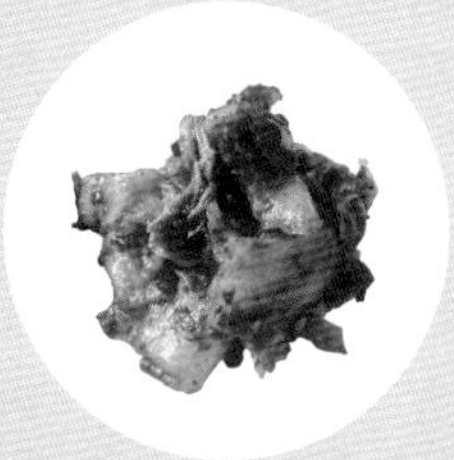

### キムチ
キムチに含まれる乳酸菌や食物繊維によって整腸効果があり、酸味が唾液の分泌を促す効果もあります。

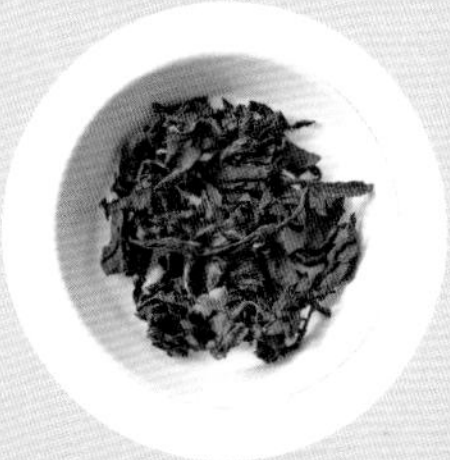

### わかめ
わかめに含まれる水溶性食物繊維は、血糖値の上昇やコレステロールの吸収を抑える作用や腸内環境を調える効果があります。

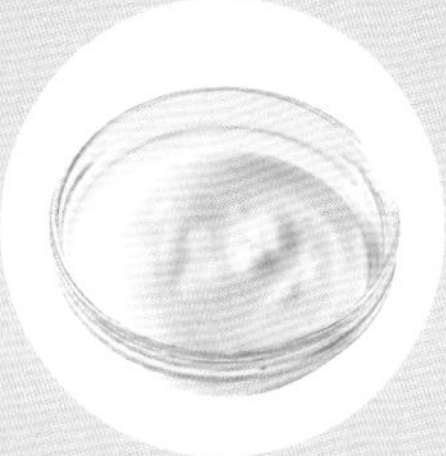

### ヨーグルト
腸内の善玉菌を増やし、腸内環境が整うと、腸内や唾液中のIgA抗体が増える効果も。

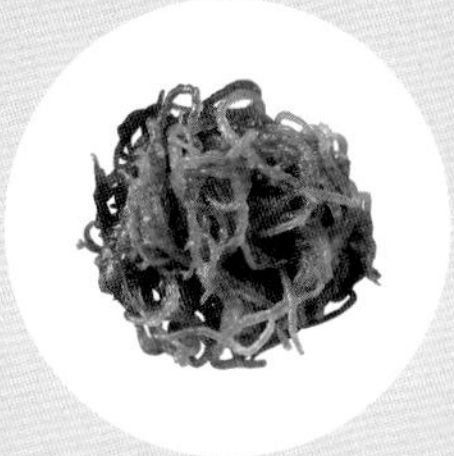

### もずく
海藻には免疫力を高めるIgA抗体を増やす効果があり、歯を形成する材料のミネラルやマグネシウムも豊富。

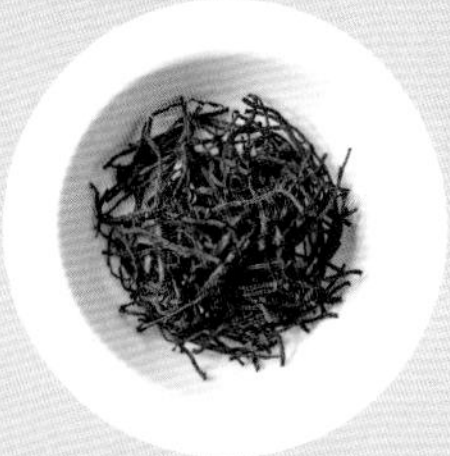

### ひじき
ひじきにはカルシウムや食物繊維がたっぷり含まれていて、骨を丈夫にしたり、腸内環境を調える効果があります。

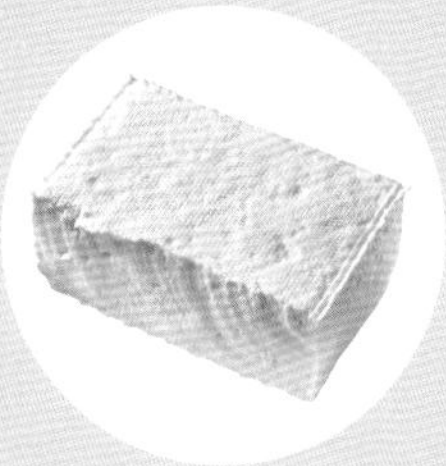

### 豆腐
たんぱく質やカルシウムが豊富で、女性ホルモンに似た働きがあるといわれるイソフラボンも含みます。

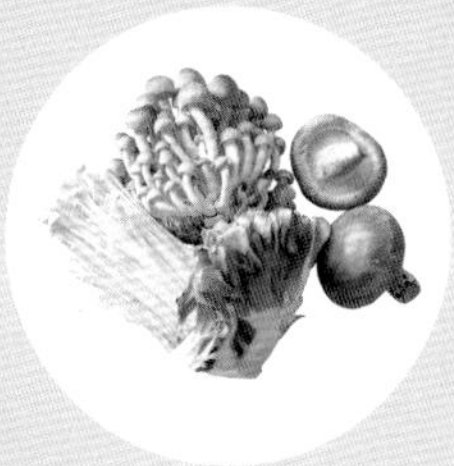

### きのこ
食物繊維が豊富で噛み応えがあり、ミネラル分などの栄養も豊富なきのこは、旨味もたっぷりです。

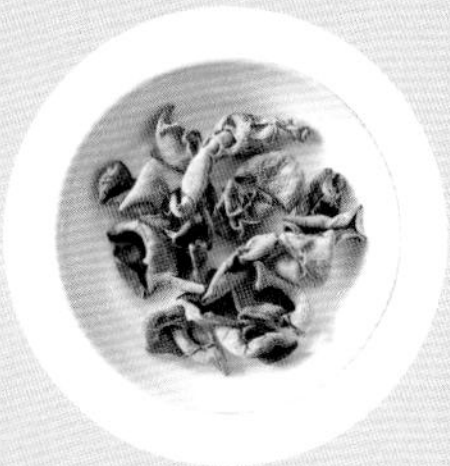

### きくらげ
食物繊維のほかに、骨を丈夫にするのに必要なビタミンDをはじめ、ミネラルが豊富に含まれる低カロリーな食材です。

# Part 2

# 食物繊維や抗酸化物質が唾液の分泌を促す！野菜と魚介で唾液の量を増やすレシピ

唾液を増やすためには、普段の食生活にどんな食材をどのように取り入れたらよいのでしょうか。硬いものや食物繊維の多いもの、弾力のある食材を選び、酸味や抗酸化作用のある食材などを取り入れた食事をとることが大切です。この章では、唾液の量を増やすレシピを紹介します。

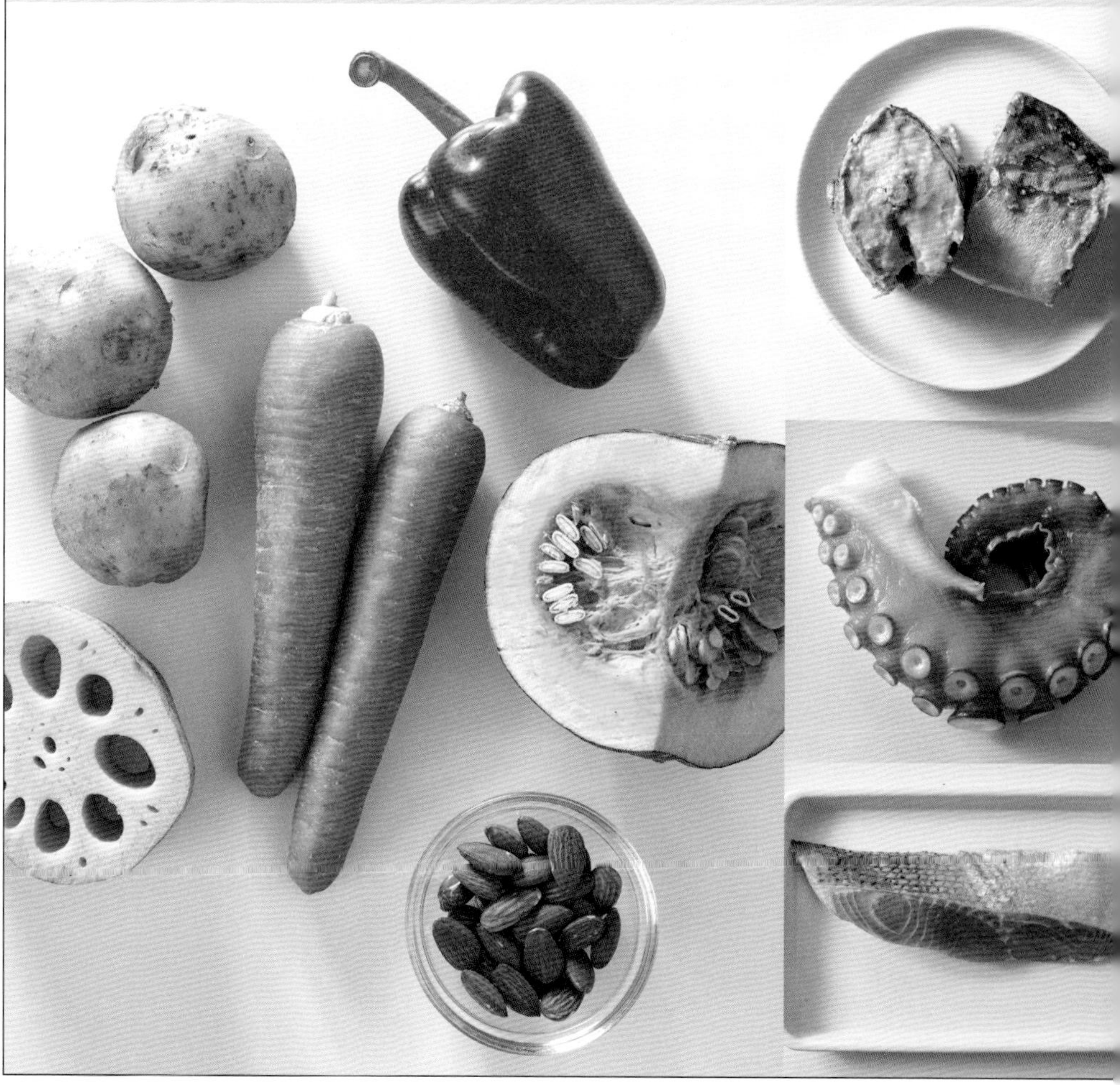

# ごまだれ3種

酢やポン酢の酸味が唾液の分泌を促進します。納豆に含まれるポリグルタミン酸にも唾液の分泌を促進する効果が。野菜をたくさん使ったレシピで、唾液の量をアップしましょう。

たれの保存期間

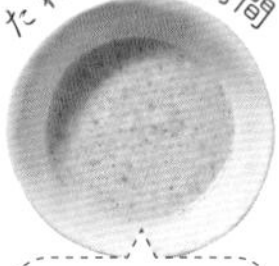

冷蔵1週間

食物繊維が豊富な食材の組み合わせ

## 切り干し大根と納豆のサラダ［ごまドレッシング］

**材料**（2人分）

切り干し大根……30g
納豆……1パック
青じそ（せん切り）……2枚分
**A** ポン酢しょうゆ……大さじ1
マヨネーズ……小さじ2
白すりごま……大さじ1

**作り方**

**1** 切り干し大根は水で揉み洗いしてから、5分ほど湯につけて戻し、しっかり水けを切る。
**2** **A**は混ぜて、**1**と納豆に和える（納豆のたれや辛子を混ぜてもよい）。
**3** 器に盛り、青じそをのせる。

POINT

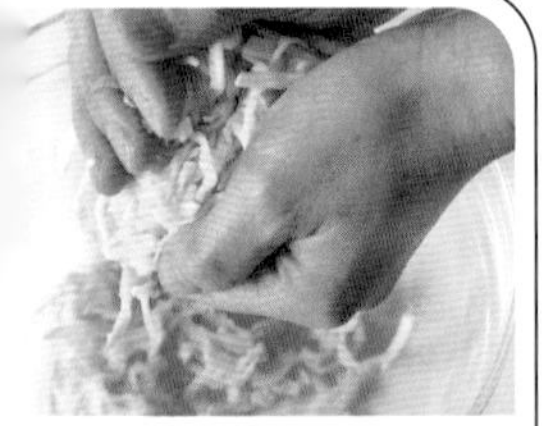

食物繊維が豊富な切り干し大根は噛み応え十分で、カルシウムやビタミンも豊富に含まれています。

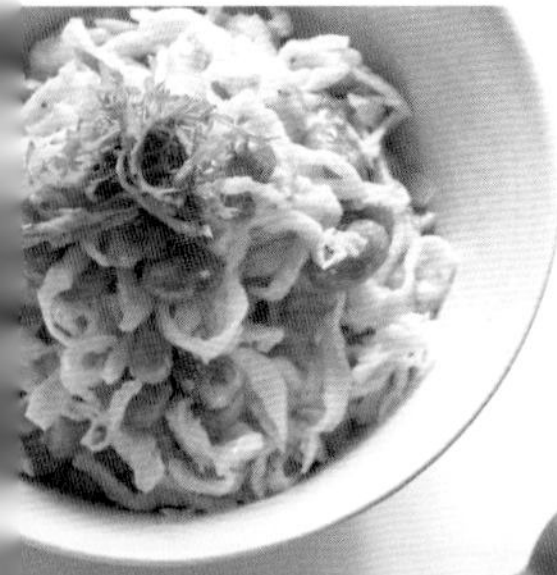

切り干し大根と納豆のサラダ［ごまドレッシング］

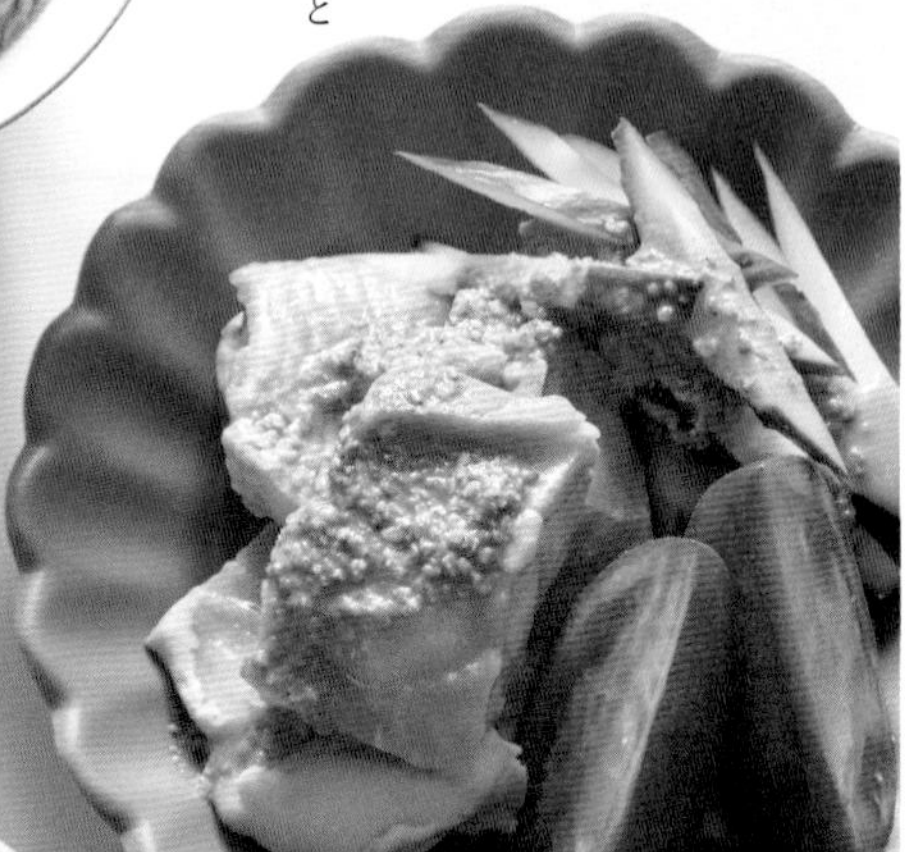

蒸し鶏［ごまだれ］

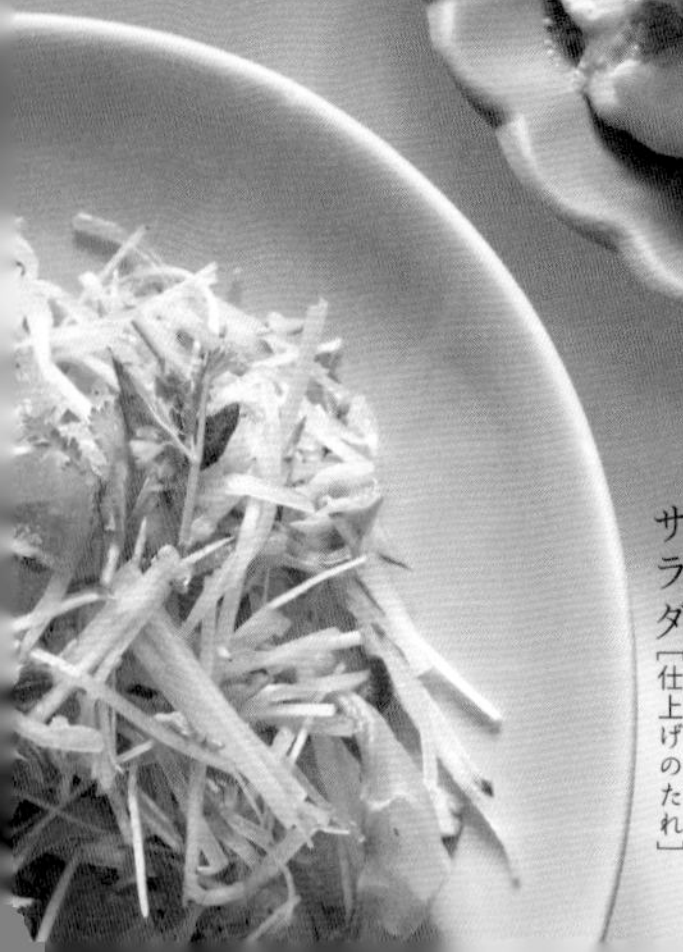

鯛の中華風サラダ［仕上げのたれ］

酸っぱい酢とピリッと辛い七味で
唾液の分泌を促す

## 蒸し鶏［ごまだれ］

**材料**（2人分）

A
- しょうゆ……大さじ3
- 酢……大さじ2
- 白炒りごま……大さじ1
- 白すりごま……大さじ2

七味唐辛子……少々
鶏もも肉……1枚（300g）
砂糖……小さじ1
塩……小さじ1／2
長ねぎ（青い部分）……1本分
しょうが（薄切り）……3枚
酒……大さじ1
きゅうり……1本
トマト……1個

**作り方**

1 ボウルに**A**を混ぜ合わせて器に入れ、七味唐辛子をふる。鶏肉は砂糖と塩を揉み込む。トマトはくし形切りに、きゅうりは5㎜幅の細切りにする。

2 フライパンに3㎝ほど水を入れ、耐熱皿を入れて中火にかける。沸騰したらその上に長ねぎ、しょうが、鶏肉を平らに広げてのせ、酒をまわしかけてふたをする。弱火で15分ほど蒸し、火を止めてそのまま20分ほど余熱で火を通し、一口大に切る。

3 器に**2**と野菜を盛り合わせ、たれをかける。

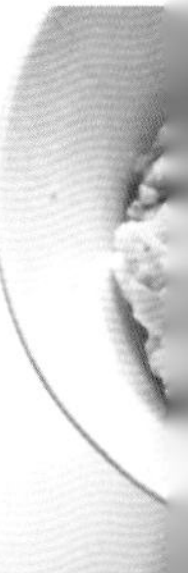

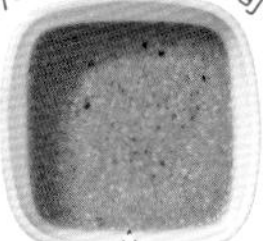

たれの保存期間
冷蔵2週間

POINT

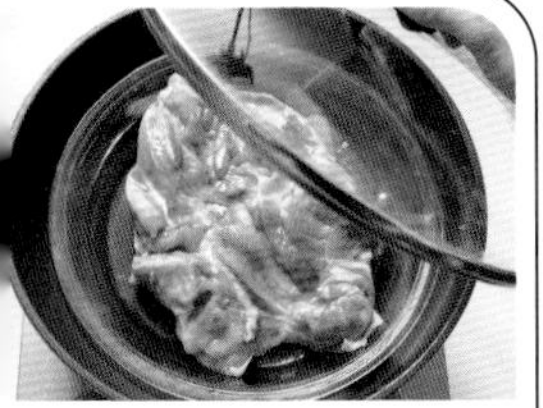

蒸した鶏肉も大きめに切ると噛み応えがあります。

カリカリトッピングで
噛む回数を増やす

## 鯛の中華風サラダ［仕上げのたれ］

**材料**（2人分）

A
- 白炒りごま・酢・ごま油・しょうゆ……各小さじ1

アーモンド（またはコーンフレーク）……適量
鯛（刺身用）……1さく（150g）
大根……5㎝
きゅうり……1本
にんじん……1／2本
長ねぎ……1／2本
しょうが（薄切り）……3枚
香菜（あれば）……適量

**作り方**

1 鯛は皮目を下にして薄くそぎ切りにする。**A**は混ぜ合わせる。

2 大根、きゅうり、にんじん、長ねぎ、しょうがは細いせん切りにして水にさらし、水けを切る。

3 器に**2**を敷き詰め、その上に鯛を盛り、砕いたアーモンド、ざく切りの香菜を散らす。たれをかけ、全体を混ぜ合わせる。

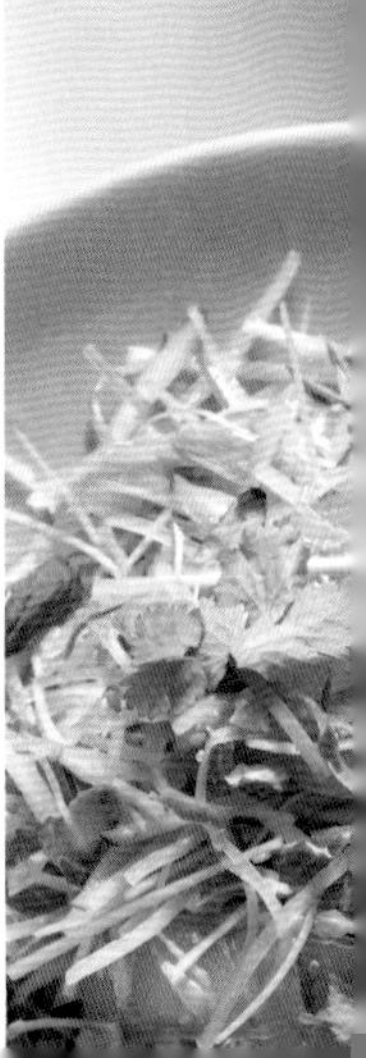

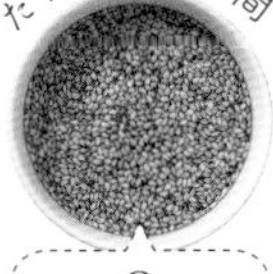

たれの保存期間
冷蔵2週間

POINT

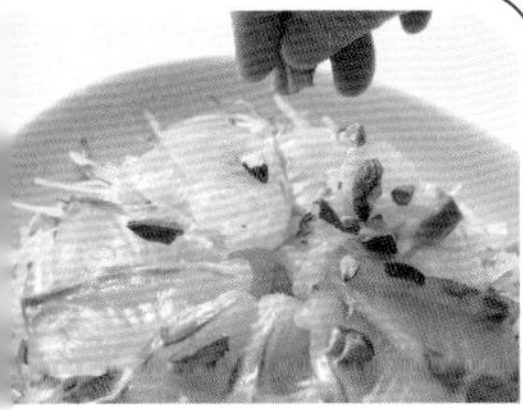

せん切りの生野菜がたくさん入ったサラダは噛み応えがあり、アーモンドはカリカリとした歯触りが楽しめます。

# ごまディップソース2種

スティック野菜や、ごろっと大きめに切り硬めにゆでた温野菜は、咀嚼を促し、唾液の量を増やす効果があります。抗酸化作用のあるごまを使った2種類のソースで召し上がれ。

## 生野菜用ディップソース

生のスティックにんじんは咀嚼回数が多くなり、唾液増量効果も！

**生野菜用ディップソースの材料（作りやすい分量）**

A 白練りごま……大さじ4
プレーンヨーグルト（無糖）……100g
マヨネーズ……大さじ3
レモン汁……大さじ1

青ねぎ……1本

**生野菜（2人分）**

きゅうり……1本
セロリ……中1本
にんじん……2／3本

**作り方**

1 ディップソースを作る。青ねぎは小口切りにし、飾り用に少し残しておく。ボウルにAを右から順に混ぜ合わせる。器に盛って青ねぎを散らす。

2 きゅうり、セロリ、にんじんはスティック状に切り、氷水にさらしてシャキッとさせる。水けを切り、器に盛り、ソースを適量添える。

ソースの保存期間

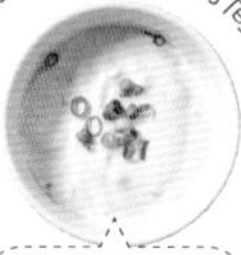

冷蔵1週間

POINT

少し太めに切ると噛み応えがアップします。

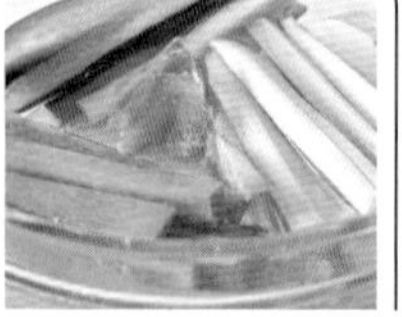

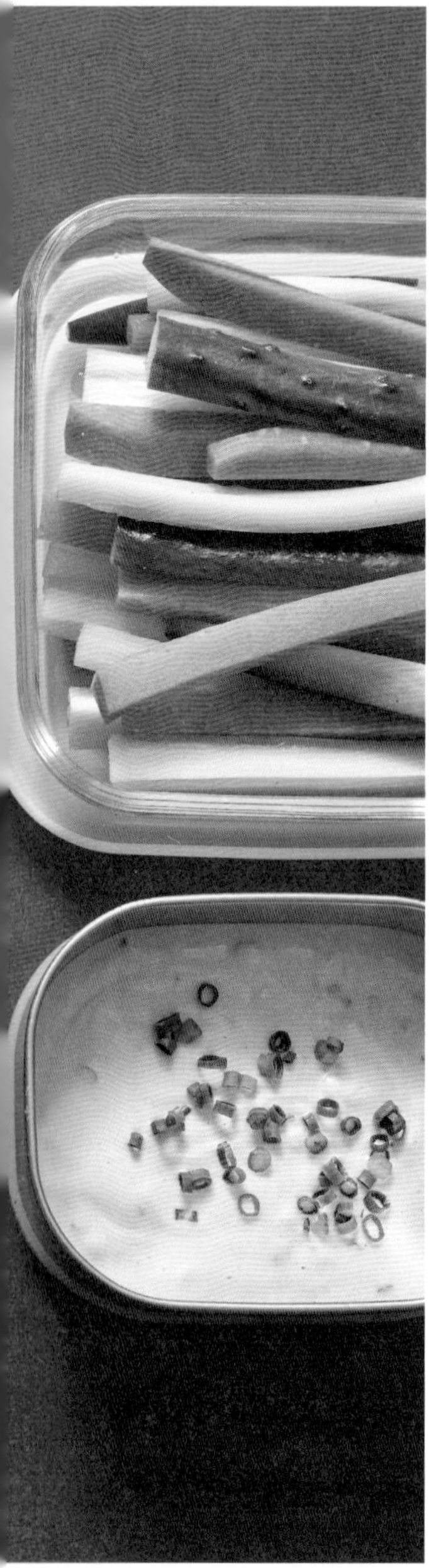

硬めにゆでた野菜に合わせて

# 温野菜用ディップソース

ソースの保存期間

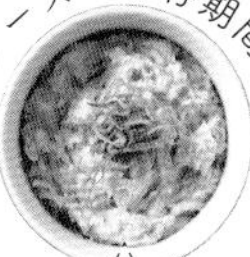

冷蔵1週間

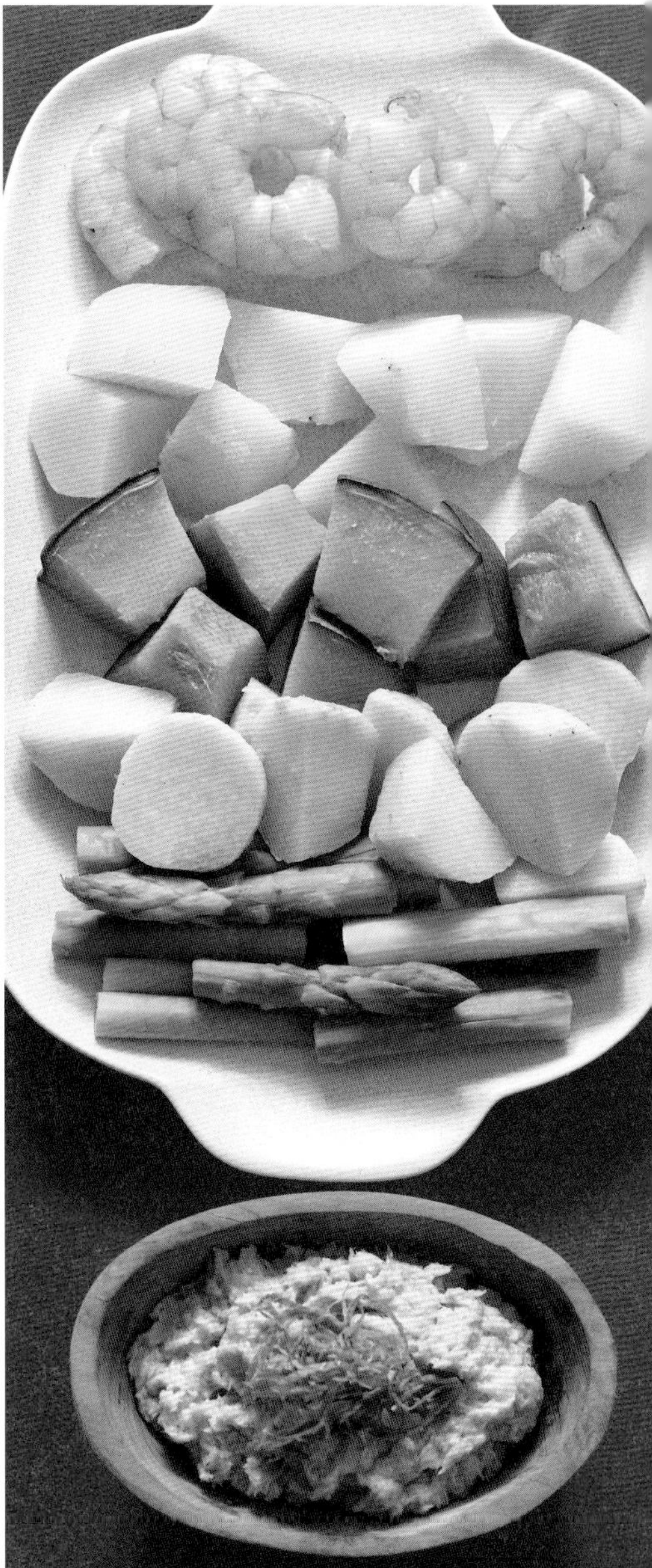

**温野菜用ディップソースの材料**（作りやすい分量）

白練りごま……大さじ4
鮭缶（水煮）……1缶（90g）
白みそ……大さじ3
青じそ……適宜

**温野菜など**（2人分）

ゆでえび……8尾
じゃがいも……1個
里いも（冷凍でも可）……3個
かぼちゃ……100g
アスパラ……4本

**作り方**

1 ディップソースを作る。青じそはせん切りにして水にさらす。鮭缶は汁けを切り、ポリ袋に入れて手で揉むようにすりつぶし、白練りごま、白みそを混ぜ合わせる。缶の汁を加えて、好みの硬さにしたら器に盛り、青じそを散らす。

2 じゃがいも、里いもは丸のまま水からゆで（じゃがいもは沸騰後15分ほど、里いもは7〜10分を目安に）、皮をむき、一口大に切る。かぼちゃは2cm角、アスパラは3等分に切り、歯応えが残る程度に塩ゆでする（かぼちゃは6〜7分、アスパラは30秒ほどを目安に）。えびと一緒に器に盛り、ソースを適量添える。

POINT

野菜は硬めにゆでると、噛み応えがあり、甘みも残っておいしく食べられます。

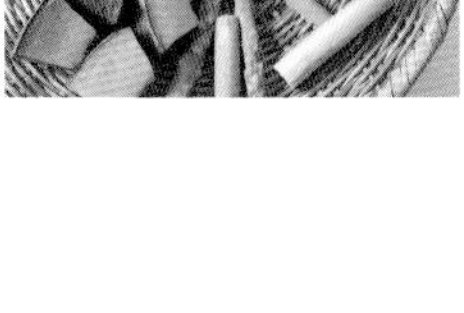

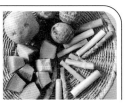

# 唾液を増やすサラダ2種

噛み応えのある生のにんじんやきくらげが入った中華風味サラダや、シャキシャキ、パリパリとした食感がおいしいキムチサラダは、食物繊維が豊富で唾液量を増やす効果があります。

## 中華風味サラダ

酢を利かせた酸っぱい味つけで、唾液の分泌を促進

**材料**（作りやすい分量）

春雨……30g
ハム……4枚
にんじん……1／3本
きゅうり……1／2本
きくらげ（乾燥）……5g
しょうが（薄切り）……2〜3枚
白すりごま……大さじ1
**A**
ごま油……大さじ1
砂糖……大さじ1
しょうゆ……大さじ1
酢……大さじ1
水……1／2カップ

**作り方**

**1** きくらげは水で戻しハム、にんじん、きゅうり、しょうがとともにせん切りにする。
**2** 鍋に春雨、**A**を入れて、ひと煮立ちさせたら火を止める。
**3** **2**が冷めたら**1**、白すりごまを加えて混ぜる。

POINT

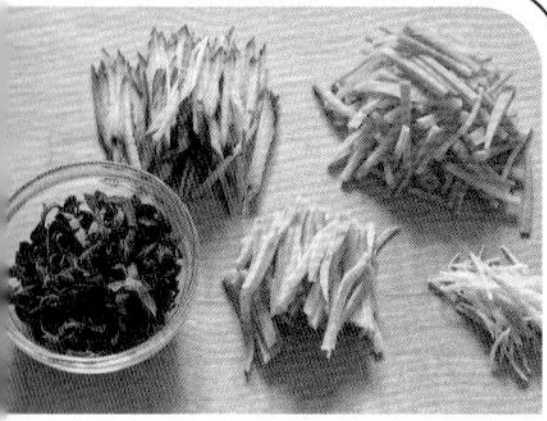

戻したきくらげはコリコリとした食感、生のにんじんも噛み応えがあります。

## キムチサラダ

簡単だけどしっかり唾液量アップ

**材料**（作りやすい分量）

キムチ……50g
レタス……3枚
韓国のり……4枚
**A**
ごま油……大さじ1／2
ポン酢……小さじ1
砂糖……小さじ1／2
白炒りごま……小さじ1／2

**作り方**

**1** **A**は混ぜ合わせておく。
**2** キムチはざく切りにする。レタスは冷水で洗い、水けを切ってちぎる。
**3** 器に**2**を盛り付け、**1**とちぎったのりをかける。

POINT

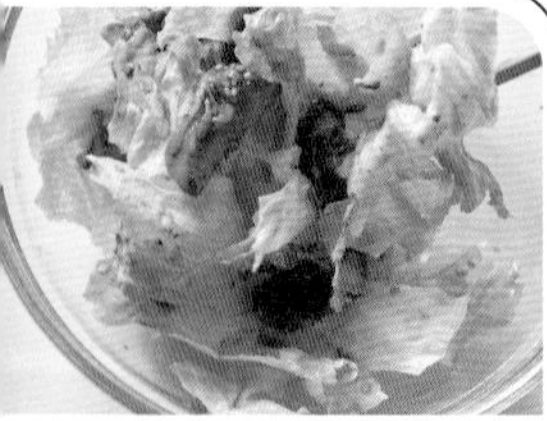

レタスは冷水でぱりっとさせ、のりは食べる直前に混ぜると、パリパリとした食感が楽しめます。

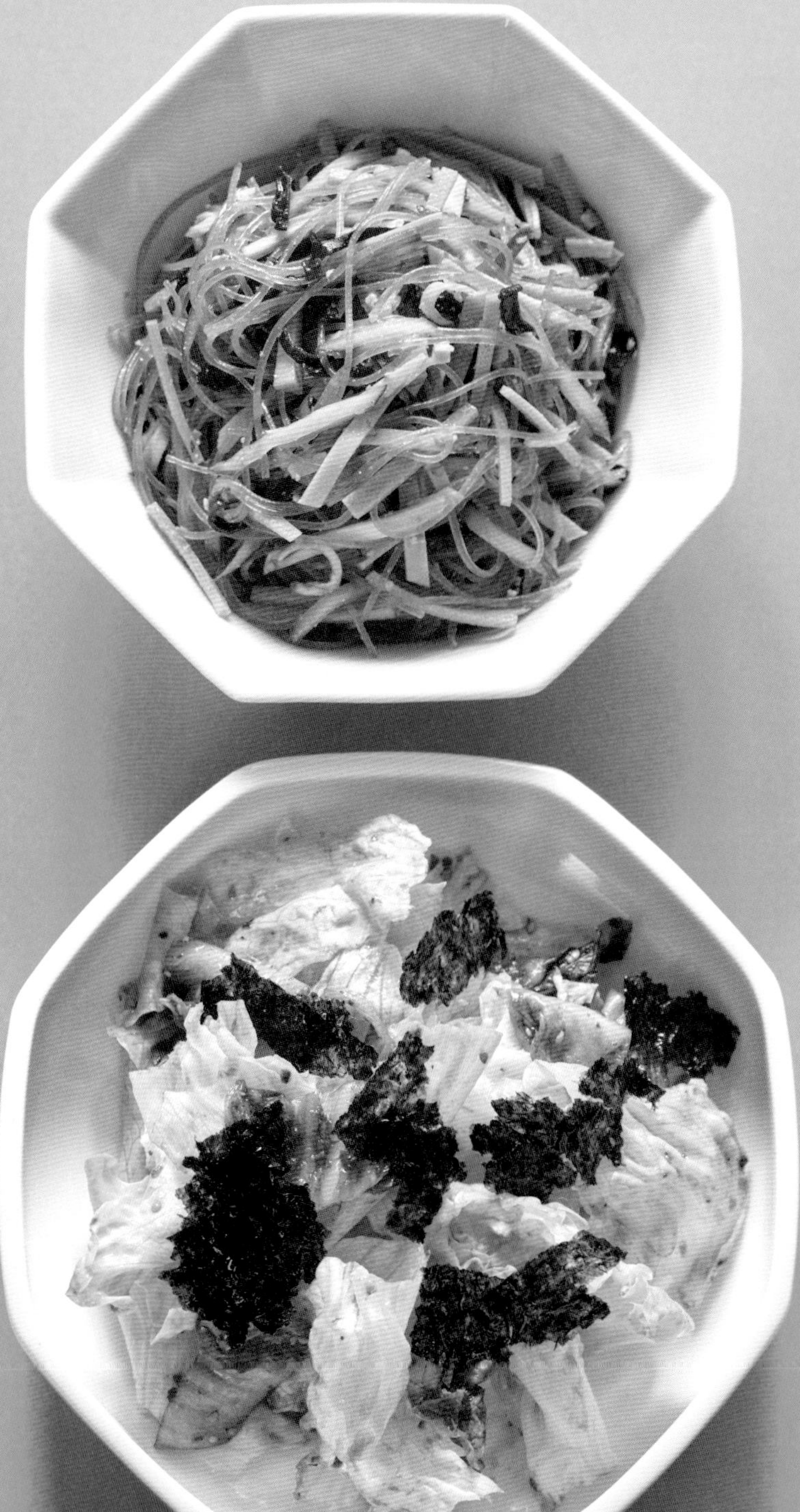

豚バラの旨味が染み込んだ白菜をたっぷりと

# 豚バラ肉の白菜重ね蒸し

食物繊維が豊富な白菜を使って、電子レンジで簡単に作れます。ポン酢しょうゆの酸味で唾液の分泌を促進すれば、消化の助けにも。ごまドレッシングもよく合います。

**材料**（2人分）

豚バラ薄切り肉……200g
白菜……1／8個
酒……大さじ1
塩・こしょう……各少々
**A** ポン酢しょうゆ……大さじ2
ごま油……大さじ1／2
おろしにんにく……小さじ1／2

**作り方**

**1** 白菜は芯を切り落とす。白菜1枚を外側が下になるようにおいて上に豚肉1枚を重ね、塩、こしょうをふる。同様に繰り返し、最後に白菜が上にくるようにする。

**2** **1**を耐熱容器の深さに合わせて切り、隙間なく詰める。酒をふり、ふんわりとラップをして電子レンジで8分加熱する。肉に火が通っていない場合はさらに様子を見て1分ずつ加熱する。

**3** 混ぜ合わせた**A**（または好みのごまドレッシング）を添える。

POINT

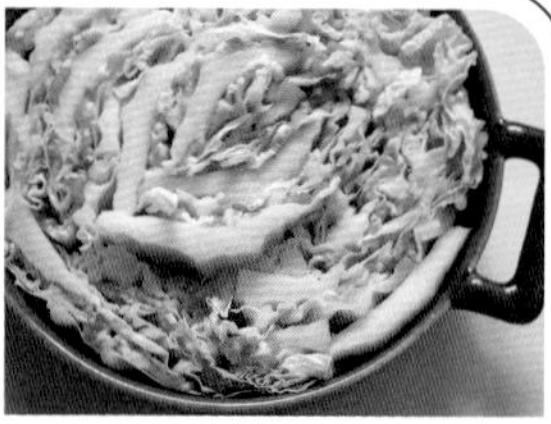

豚肉は1枚ずつ広げて白菜の上に並べると火が通りやすくなります。

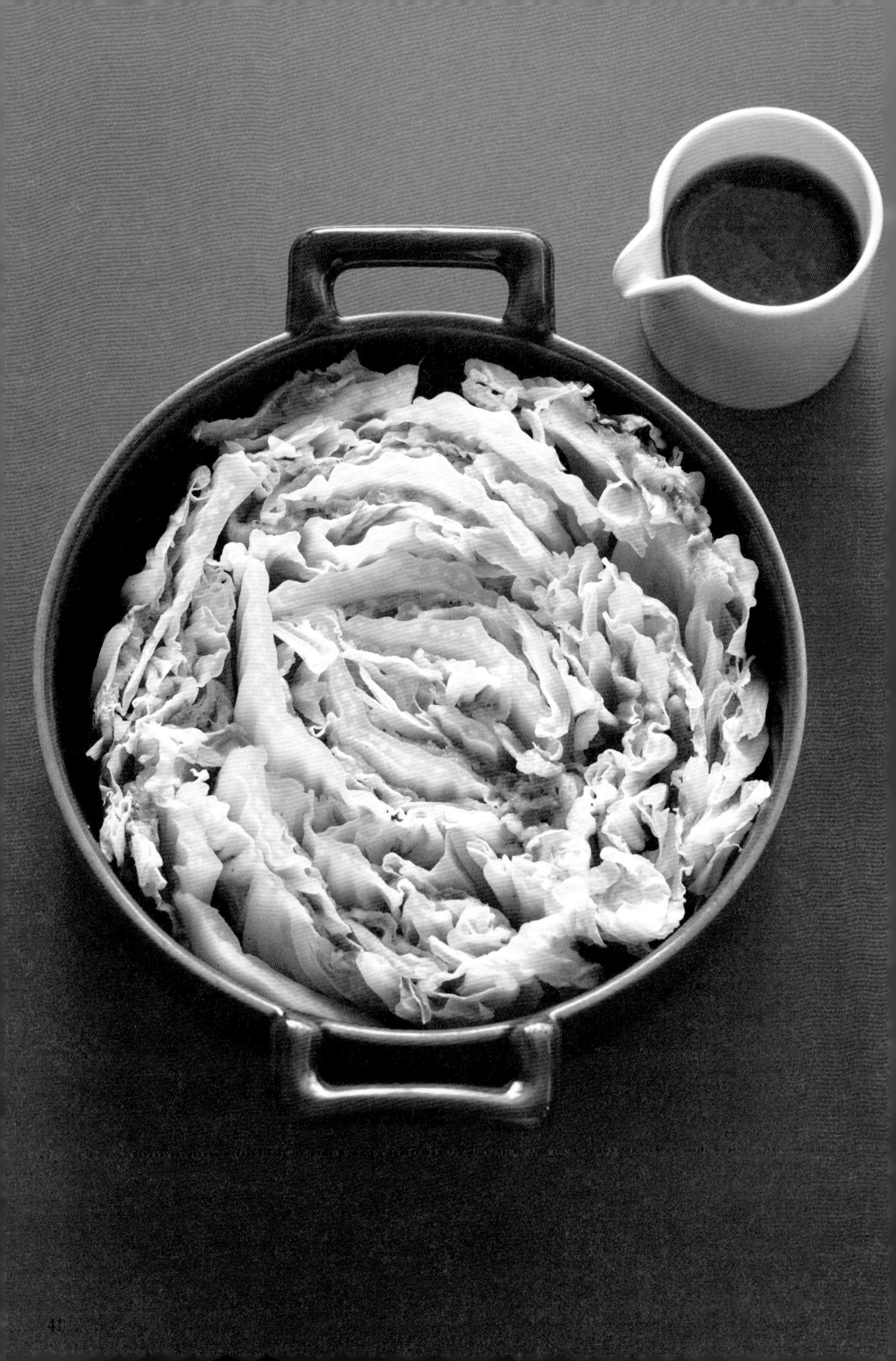

揚げたての食感は格別のおいしさ

# 手作りがんもどき

木綿豆腐は、たんぱく質を豊富に含んでいます。

にんじん、ごぼうの根菜類やきくらげは、噛み応えがあり、ぎんなんの食感もアクセントに。

ごまのプチプチ感も感じながら、いろいろな食感を楽しみましょう。

**材料**（2人分）

- 木綿豆腐……1丁（300g）
- 大和芋……30g
- にんじん……15g
- ごぼう……15g
- むきぎんなん……4個
- きくらげ（乾燥）……2g
- 黒炒りごま……小さじ1
- **A** 酒……小さじ1／2
  - 砂糖……小さじ1／2
  - 塩……ひとつまみ
- 揚げ油……適量
- おろししょうが……適量

**作り方**

**1** 木綿豆腐は、重しをしてかさが半分程度になるまで水切りし、ポリ袋に入れて手で揉むようにすりつぶす。

**2** にんじんは短めの細切りに、ごぼうは細かいささがきにしてさっと水にさらし、やわらかくなるまで塩ゆでする。きくらげは水で戻して、細切りにする。

**3** 大和芋はすりおろし、**1**、**A**と一緒にボウルに入れて混ぜる。**2**、ごまを加えて混ぜ、4等分にしてぎんなんを1個ずつ加え、成形する。

**4** フライパンで揚げ油を160℃に熱して**3**を揚げ、油を切る。器に盛り、おろししょうがを添える。

POINT

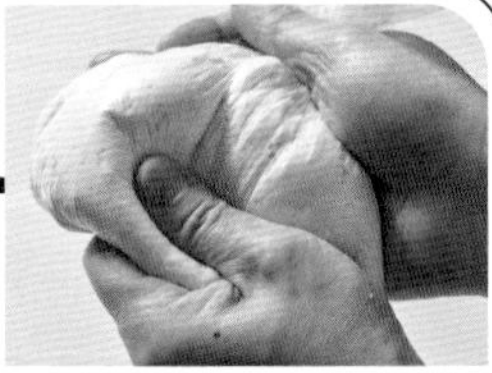

つぶれ具合を確認しながら、均一にすりつぶします。

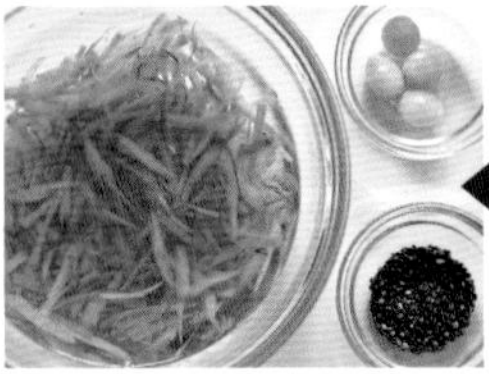

にんじんやごぼうはあまり細かくせず、歯応えが残る程度に切り、水にさらします。

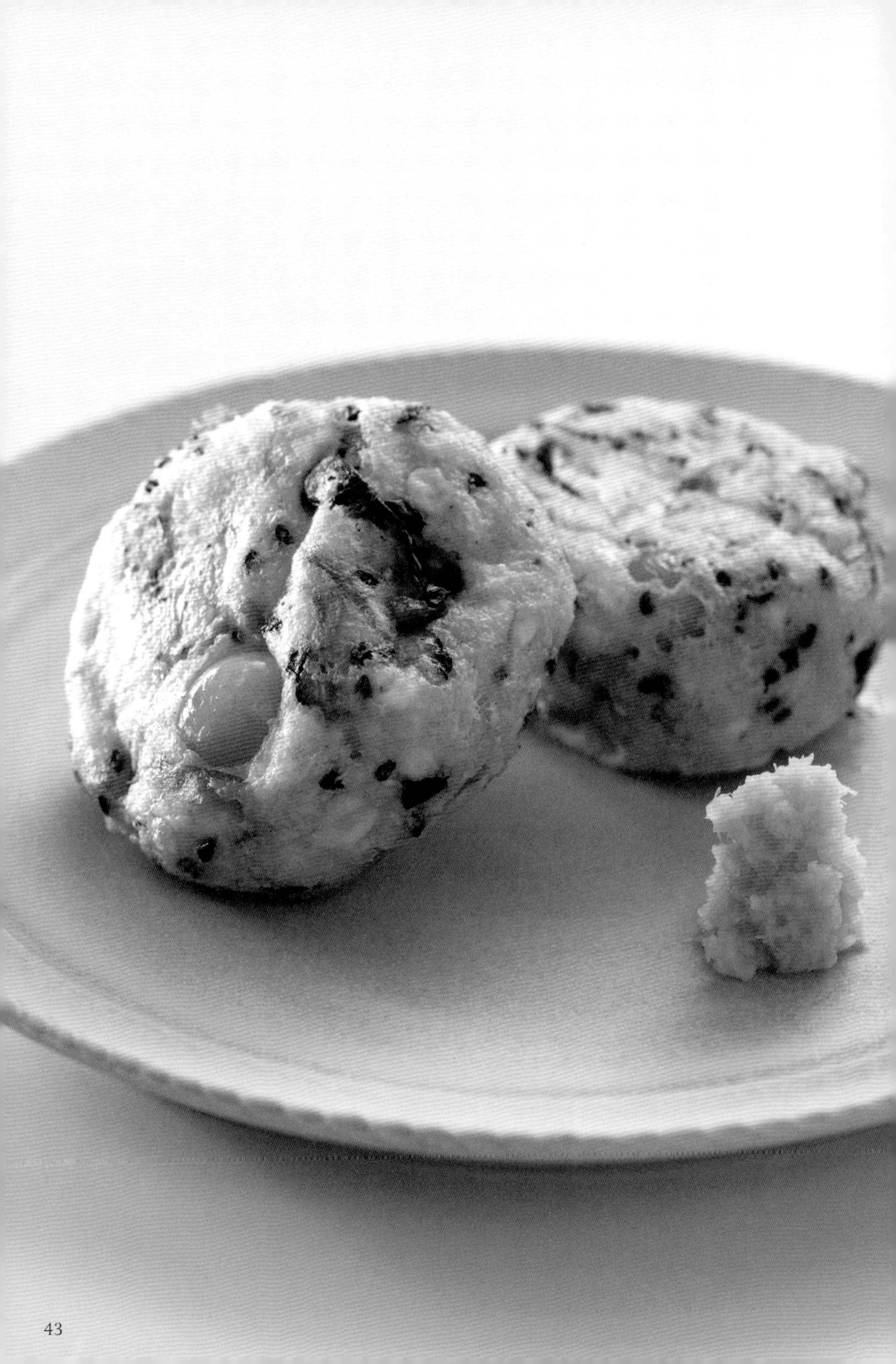

じゃがいもを粗くつぶすのがポイントです

# ひじきコロッケ

ひじきは噛み応えも十分あるうえ、含まれるアルギン酸という成分には唾液の分泌を促す効果があります。粗くつぶしたじゃがいもにちりめんじゃこ、鶏もも肉など噛み応えのある食材を組み合わせて、中身の食感の違いを楽しみましょう。

**材料**（6個分）

じゃがいも……中2個（250g）
鶏もも肉……100g
長ひじき（乾燥）……10g
にんじん……3cm（25g）
ちりめんじゃこ……10g
白ごま……大さじ1／2
だし汁……大さじ2
A
　砂糖……大さじ1／2
　しょうゆ……小さじ1／2
サラダ油、小麦粉、溶き卵、パン粉、揚げ油……各適量

**作り方**

**1** 鶏もも肉とにんじんは粗みじん切りにする。ひじきはたっぷりの水で30～40分戻し、ザルに上げ、キッチンばさみで短く切る。

**2** じゃがいもは丸のままゆでて皮をむく。

**3** フライパンでサラダ油を強火で熱し、**1**を炒め、**A**で味をつける。だし汁を加えてひと煮立ちさせ、ちりめんじゃこを加え、水分がなくなるまで炒め煮にする。

**4** ボウルに**2**を入れて粗くつぶし、**3**と粗くすった白ごまを加えて混ぜ、6等分して俵形に成形する。小麦粉、溶き卵、パン粉の順に衣をつけ、170～180℃に熱した油で揚げ、油を切る。

POINT

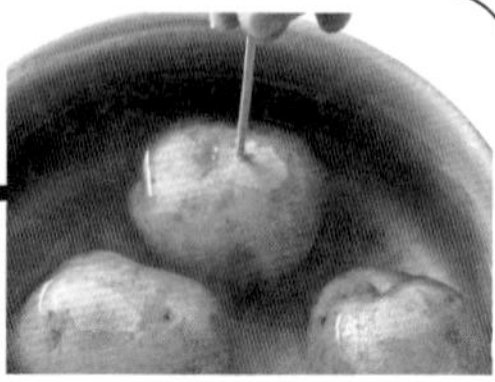

歯応えが残る程度にゆでます。竹串を刺すと通るが、少し抵抗があるぐらいが目安です。

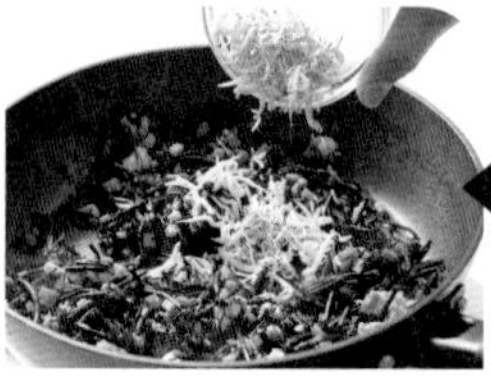

先に味の染みにくい材料を炒めてからちりめんじゃこを加えます。

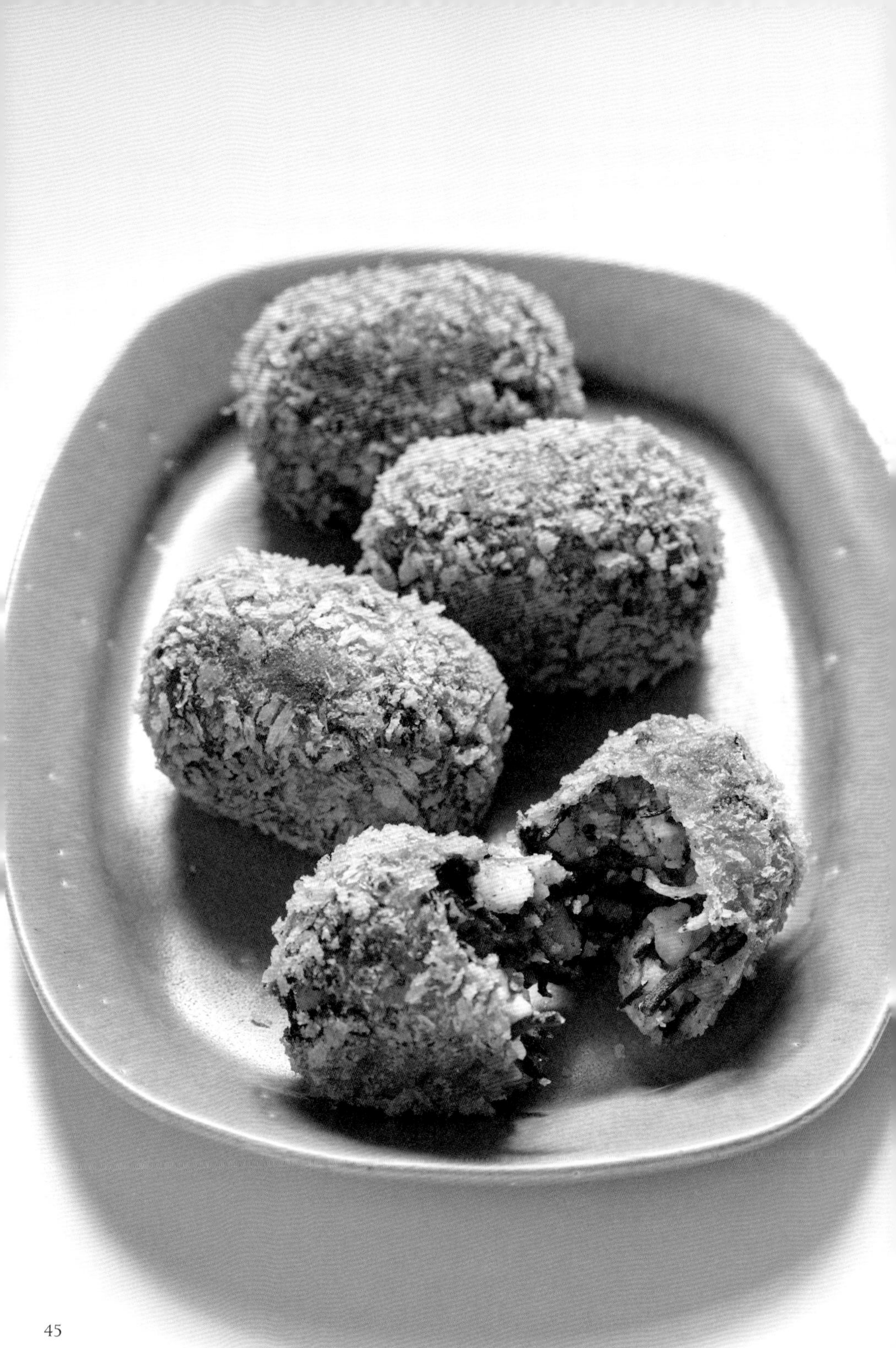

すりおろしと刻みれんこんの食感の違いが楽しい
# れんこん饅頭吸い物仕立て

れんこんには食物繊維がたっぷりと含まれ、免疫機能を高めるビタミンCも豊富。
すりおろしたれんこんに、刻んだれんこんを混ぜることで
食感の違いも楽しむことができます。
ぷりっとした弾力のえびも加えて、さらに唾液を増やしましょう。

**材料（2人分）**

れんこん……250g
生むきえび……50g
酒……少々
揚げ油……適量
だし汁……1と1／2カップ
うすくちしょうゆ……大さじ1
塩……少々
水溶き片栗粉……適量

**作り方**

**1** 生むきえびは細かく刻み、酒少々をふっておく。れんこんは皮をむき、2／3をすりおろし、1／3は刻む。
**2** ボウルに**1**を入れてよく混ぜ、2つに丸める。まとまりにくいときは水分を抜くか、片栗粉（分量外）を混ぜる。
**3** フライパンで揚げ油を170℃に熱し、**2**をくずれないようにそっと揚げ、油を切る。
**4** 鍋にだし汁を煮立て、しょうゆ、塩を加え、水溶き片栗粉で薄くとろみをつける。
**5** **3**を器に盛り、**4**を注ぐ。

POINT

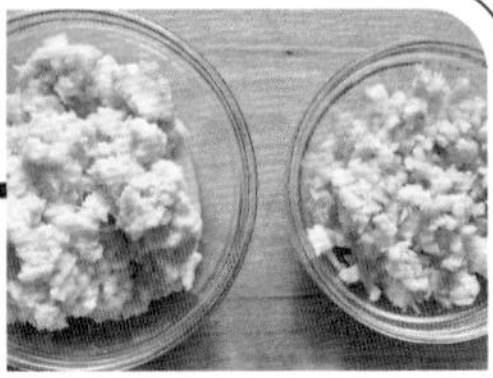
れんこんはすりおろすだけでなく、刻んで入れることで噛み応えを出します。

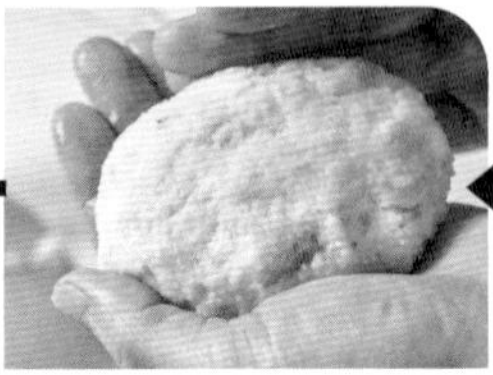
まとまりにくいときは、すりおろしたれんこんを少し搾って水分を抜きましょう。

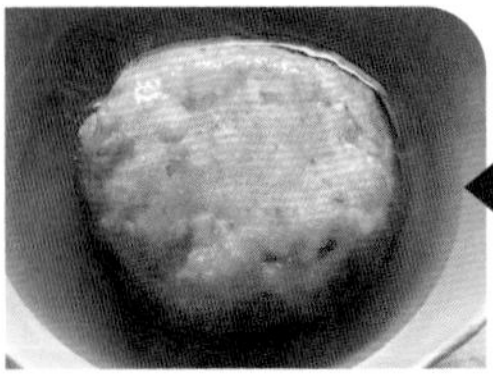
あんかけのとろみ具合はお好みで。

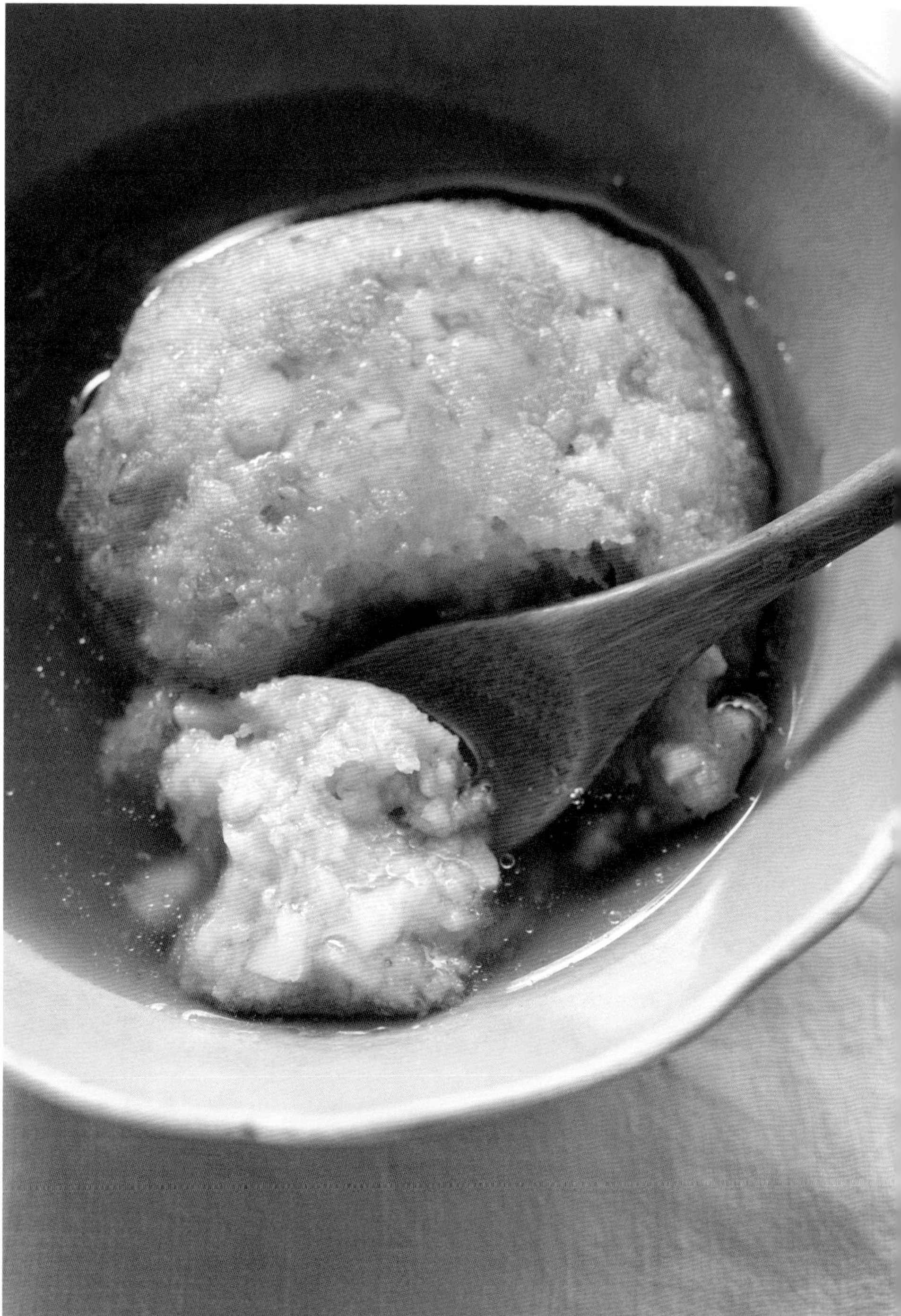

骨まで食べられるさばの水煮缶を使って手軽に作れる

# さばカレー

さばの水煮缶は骨まで食べられるので、手軽にカルシウムを摂取できます。高温高圧で加熱しているので、骨はホロホロとした食感ながら、しっかりと噛み応えがあるのもうれしいポイント。
青魚には、抗酸化作用があり、唾液の量が減少するのを防ぐ効果が期待できます。

**材料**（2人分）

玉ねぎ……1／2個

**A**
- さばの水煮缶……2缶
- トマト水煮缶（カット）……1缶（400g）

ヨーグルト……50g
生クリーム（または牛乳）……50㎖
おろしにんにく……小さじ1
カレー粉……大さじ3
塩……適量
こしょう……少々
バター……40g
ごはん……適量

**作り方**

**1** 玉ねぎは薄切りにする。
**2** 鍋にバターを熱し、玉ねぎ、おろしにんにくを入れて中火でしんなりするまで炒める。
**3** カレー粉を加えてさらに炒め、**A**、水50㎖を加えて少し煮詰める。生クリームを加え、塩、こしょうで味を調える。
**4** 器にごはんと一緒に盛る。

POINT

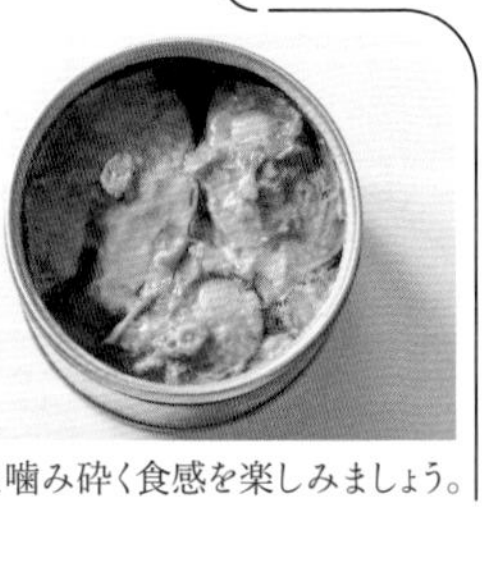

骨ごと噛み砕く食感を楽しみましょう。

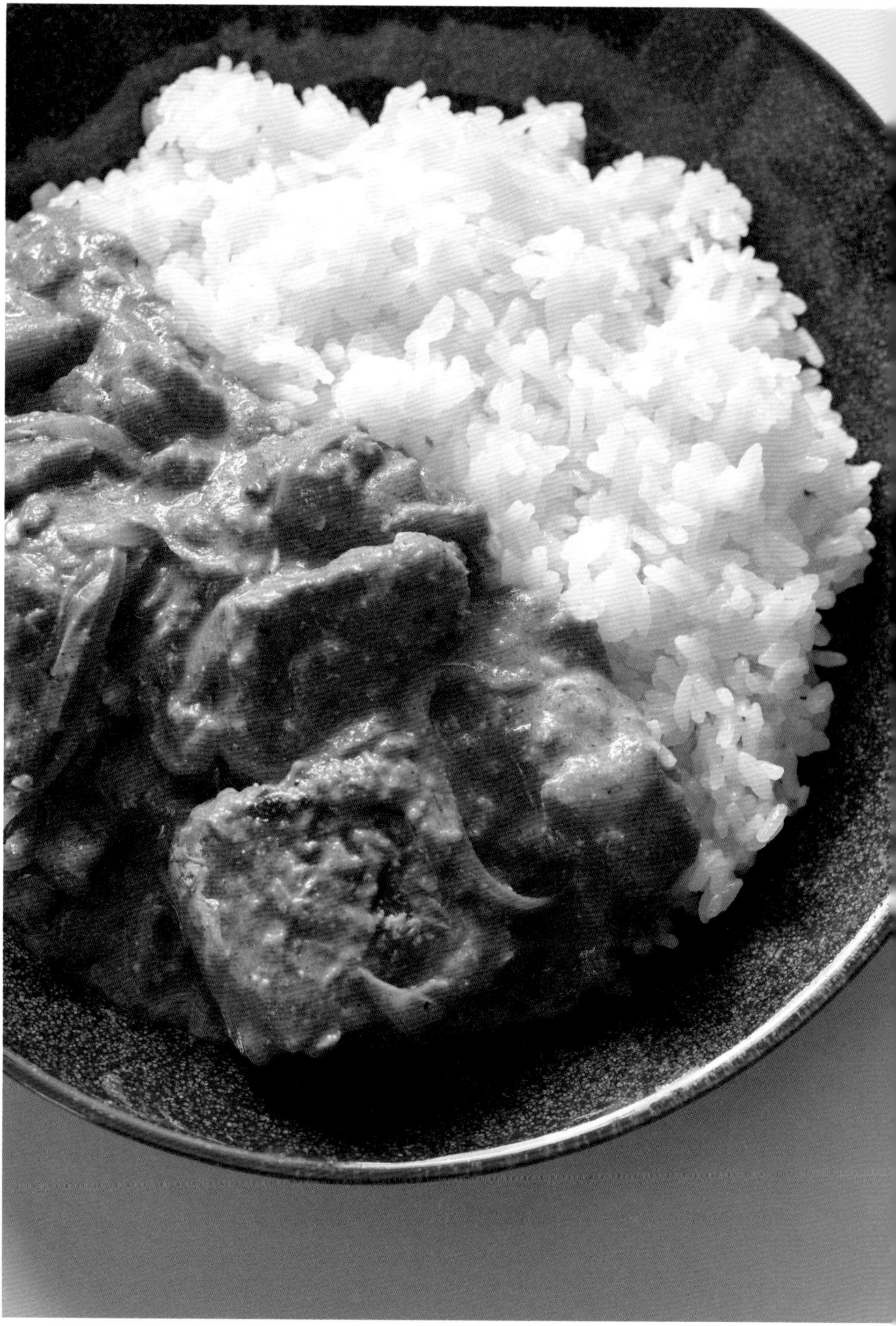

梅干しの酸味で唾液の分泌を促進

# 梅干しカレー

カレーに梅干し？　と思われるかもしれませんが、梅干しは、酸味のもとである「酸」を含むので、口の中をアルカリ性に戻そうと唾液が分泌されます。さらに疲労回復に効果のあるクエン酸が含まれているので、疲れたときでも、その酸味で食欲が湧きます。

**材料**（2人分）

豚こま切れ肉……200g
玉ねぎ……1／2個
なす……1本
**A** トマト水煮缶（カット）……1缶（400g）
しょうゆ……小さじ1／2
砂糖……小さじ1
おろししょうが……小さじ1
おろしにんにく……小さじ1
梅干し……2個
和風だし（顆粒）……小さじ1
カレー粉……小さじ1
塩……適量
サラダ油……大さじ1／2
ごはん……適量

**作り方**

**1** 玉ねぎは薄切りに、なすは乱切りにする。

**2** フライパンにサラダ油、おろししょうが、おろしにんにくを入れ、中火で香りが出るまで炒める。

**3** 玉ねぎ、豚こま切れ肉、なす、和風だし、カレー粉の順に炒め合わせ、肉の色が変わったら、水1カップ、**A**を加え、10分ほど煮込む。

**4** 種を取り除いてほぐした梅干しを加え、1分ほど煮て、塩で味を調える。器に盛り、ごはんを添える。

POINT

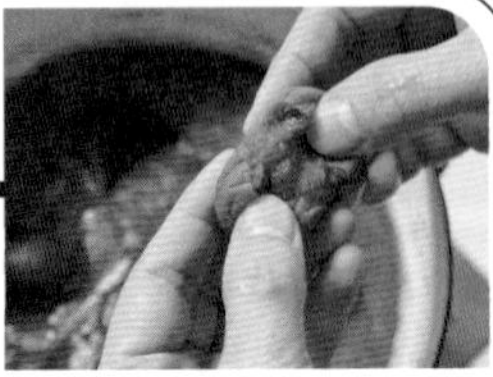

梅干しは種を取り除き、手でちぎって入れます。梅干しの塩分によって、塩の量を調節します。

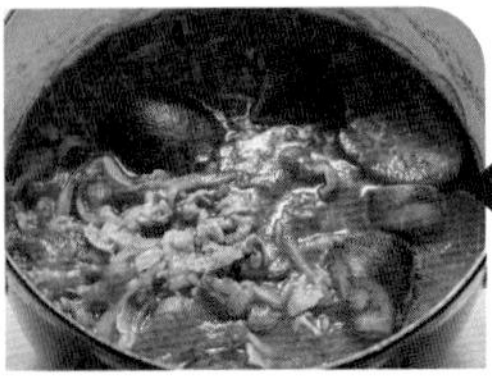

煮詰め具合はお好みで。

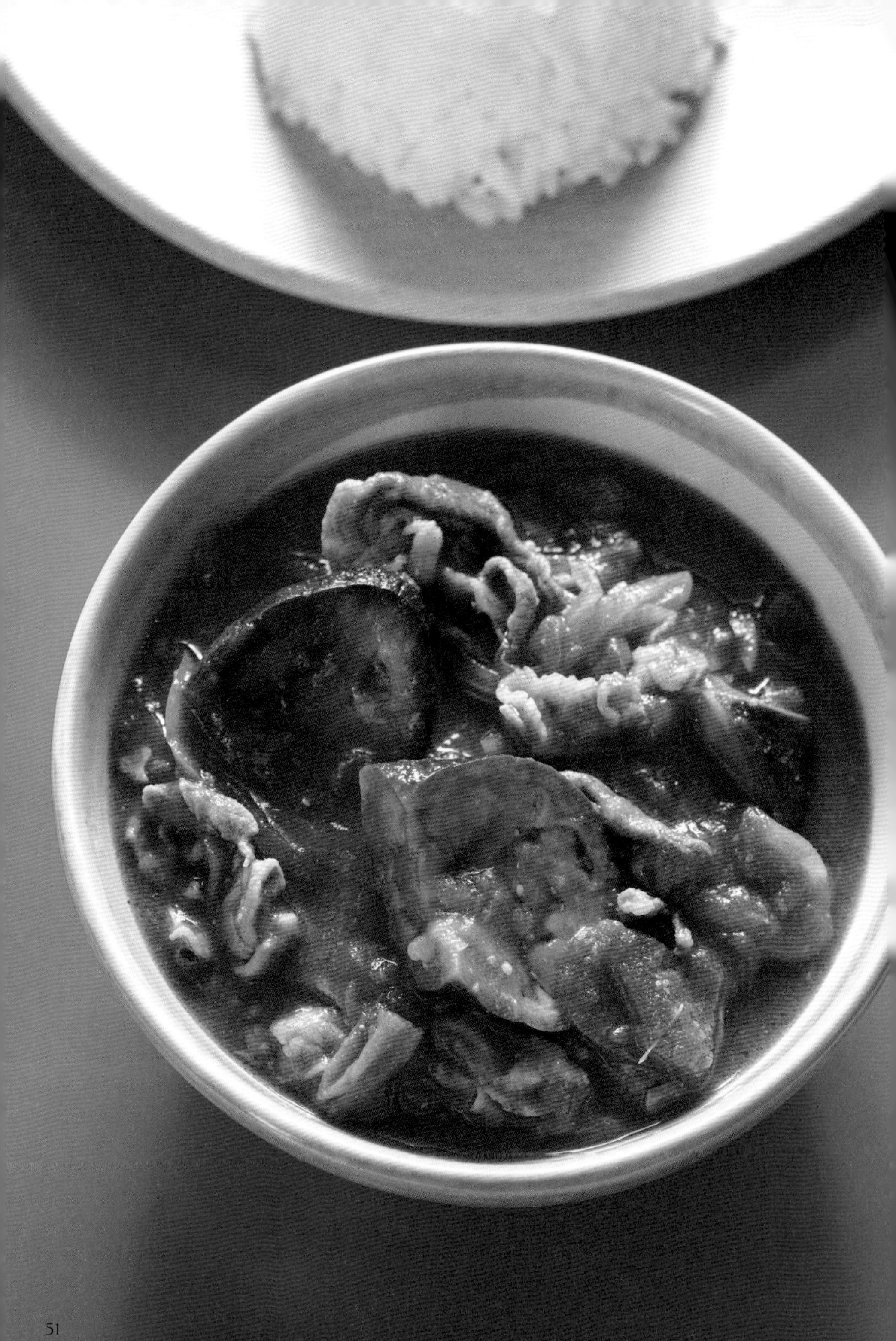

旨味たっぷりの簡単ホイル焼き

# 鮭のホイル焼き

抗酸化作用のある鮭は積極的に使いたい食材です。鮭やほたてにしいたけをプラスすることで食感が豊かになります。酸味のあるすだちを搾れば、さらに唾液の分泌が促進されます。

**材料**（2人分）

生鮭……2切れ（60g×2）
塩・酒……各少々
ベーコン（ハーフサイズ）……4枚
生ほたて貝柱……2個
玉ねぎ……小1個
にんじん……2cm
ピーマン……1／2個
しいたけ……2枚
しょうゆ……小さじ1
すだち……1／2個

**作り方**

**1** 生鮭は2等分に切り、塩と酒をふり、ベーコンをのせる。

**2** 玉ねぎは1cm厚さの輪切りにする。にんじんは5mm厚さの輪切りにする。ピーマンは細切りにし、しいたけは石づきを落とし、十字に切り込みを入れる。

**3** アルミホイルに玉ねぎを置き、**1**をのせ、玉ねぎ以外の**2**と生ほたて貝柱を添えて包む。

**4** フライパンに**3**を並べて湯を少しはり、ふたをして15分ほど蒸し焼きにする。

**5** 器にのせ、半分に切ったすだちを添える。しょうゆとすだちをかけていただく。

POINT

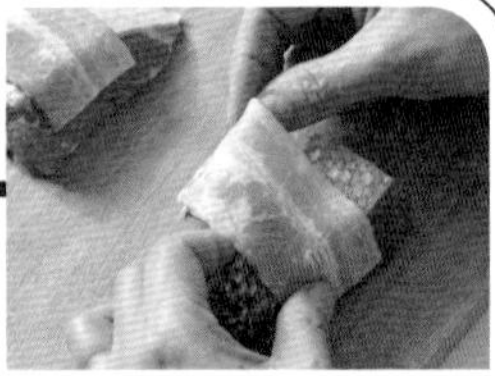

上にのせたベーコンの旨味が鮭や野菜に染み込みます。

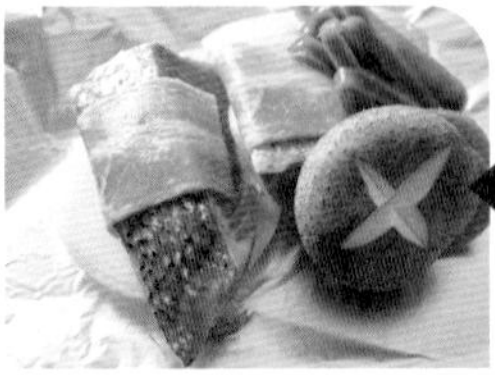

しいたけを丸のまま使えば噛み応え十分です。

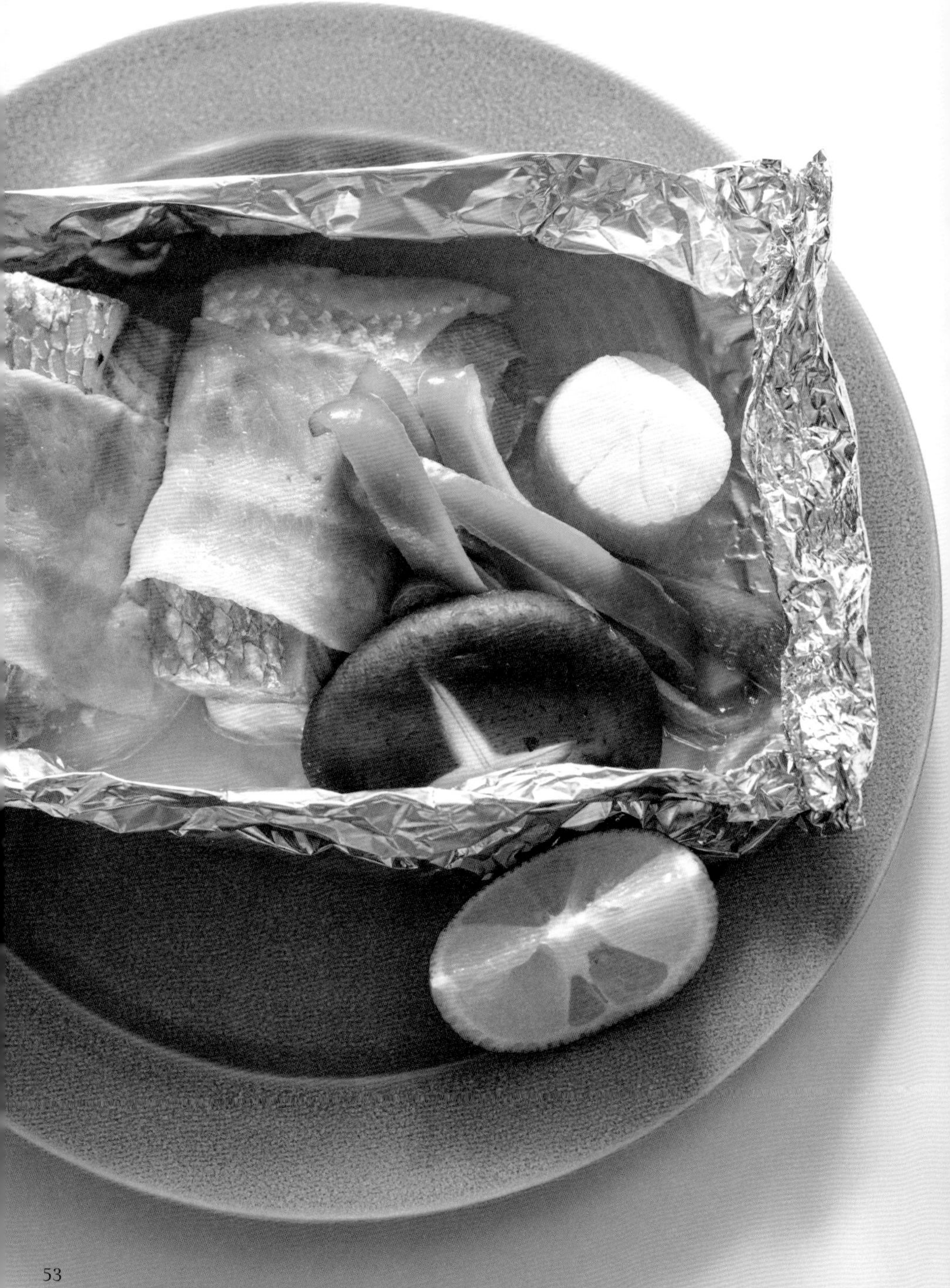

食物繊維がたくさん入った主役のごはん

# かやくごはん

ごぼうやえのきだけ、こんにゃく、油揚げといった食材がたっぷり入った主役のごはん。鶏もも肉も存在感のあるぶつ切りで。複数の食材を組み合わせることも唾液を増やすことにつながります。

**材料**（2人分）

米……2合
鶏もも肉……1枚
しょうゆ……大さじ1
ごぼう……1／2本
にんじん……1／4本
えのきだけ……1／2袋
油揚げ……1枚
こんにゃく……1／2枚

**A**
酒……大さじ2
みりん……大さじ2
塩……小さじ1／2
和風だし（顆粒）……小さじ2

**作り方**

**1** 米は洗ってザルに上げる。

**2** ごぼうはせん切りにしてさっと水にさらし、ザルに上げる。にんじん、こんにゃくはみじん切り、えのきだけは石づきを落として適当な長さに切ってほぐす。油揚げは細切りにする。鶏もも肉は小さめのぶつ切りにしてしょうゆを揉み込む。

**3** 炊飯器の内釜に**1**と**A**を入れ、2合の目盛りまで水を注ぐ。**2**をのせて30分浸水させてから白米と同様に炊く。

POINT

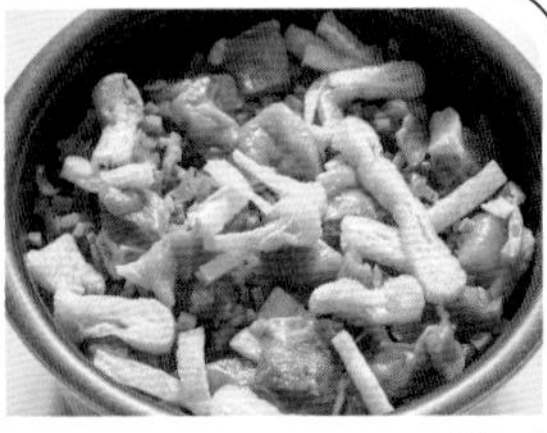

意外と知られていませんが、油揚げも噛み応えのある食材で唾液量アップ。旨味もプラスされます。

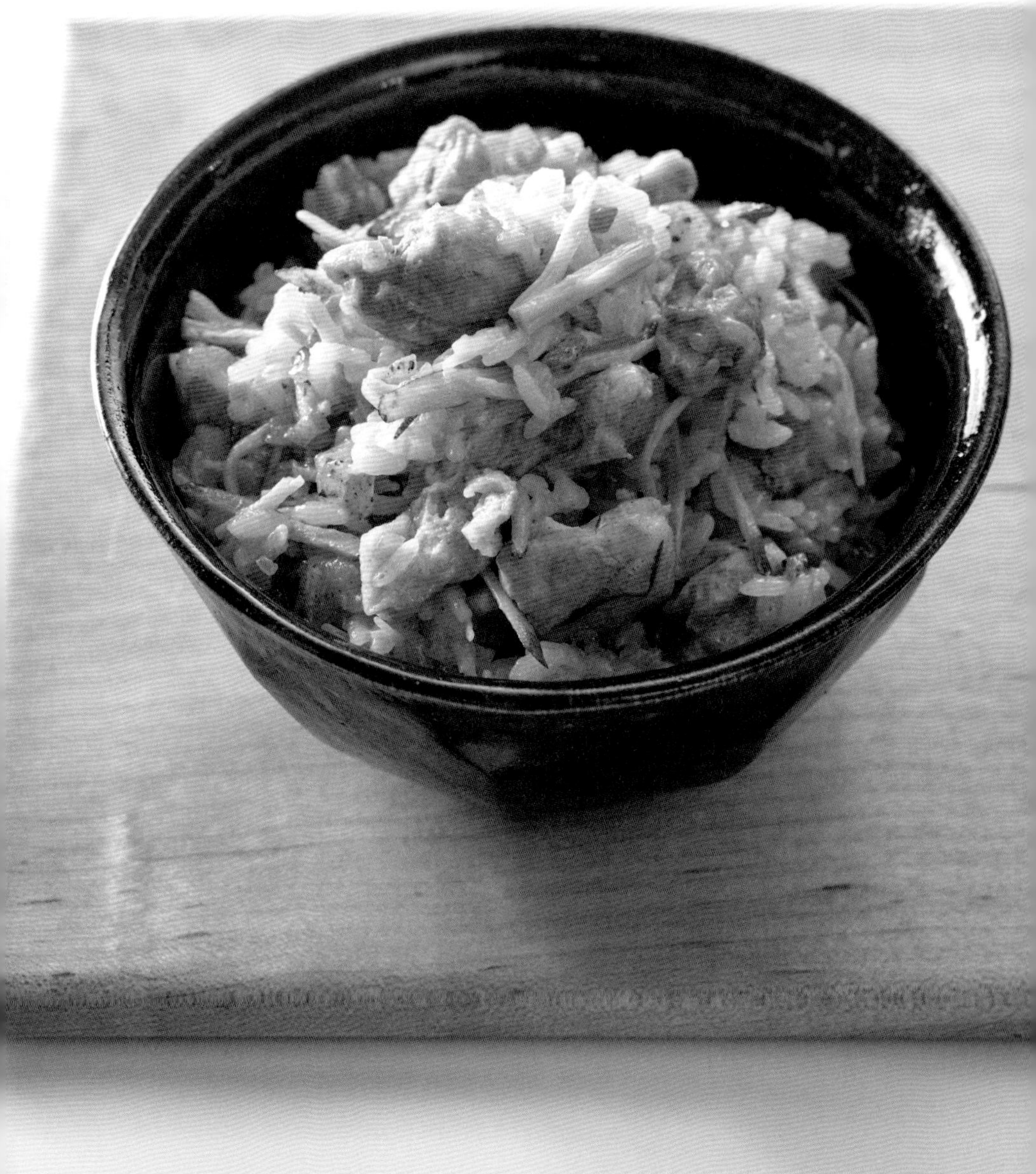

筋肉質の鶏もも肉は弾力のある食感で、コクのある味わい

# カオマンガイ

鶏もも肉に含まれるビタミンAやミネラルのセレンには、細胞の酸化を防ぐ作用があり、唾液の量を増やす効果が期待できます。

**材料**（2人分）

米……2合
鶏もも肉……1枚
長ねぎの青い部分……1本分

**A**
鶏がらスープの素……小さじ1
おろししょうが……小さじ1
おろしにんにく……小さじ1／2
塩・こしょう……各少々

**B**
オイスターソース……大さじ1
しょうゆ……小さじ2
砂糖……小さじ1
みそ……小さじ1
おろししょうが……小さじ1／2
おろしにんにく……小さじ1／2
ごま油（またはナンプラー）……小さじ1／2

パクチー……適宜

**作り方**

**1** 米は洗ってザルに上げる。

**2** 鶏もも肉はフォークで全体を刺す。**B**は混ぜ合わせておく。

**3** 炊飯器の内釜に**1**と**A**を入れて、2合の目盛りより少し少なめに水を注いで混ぜる。鶏もも肉は皮を下にして、長ねぎと一緒にのせて、米と同様に炊く。

**4** 炊き上がったら、鶏もも肉を食べやすい大きさに切ってごはんと一緒に器に盛り、**B**を添える。好みでパクチーを添える。

POINT

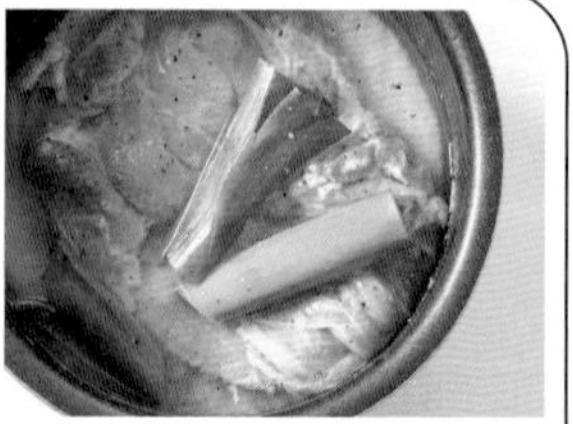

炊き上がったら鶏肉を大きめに切るのも唾液を増やすポイントです。

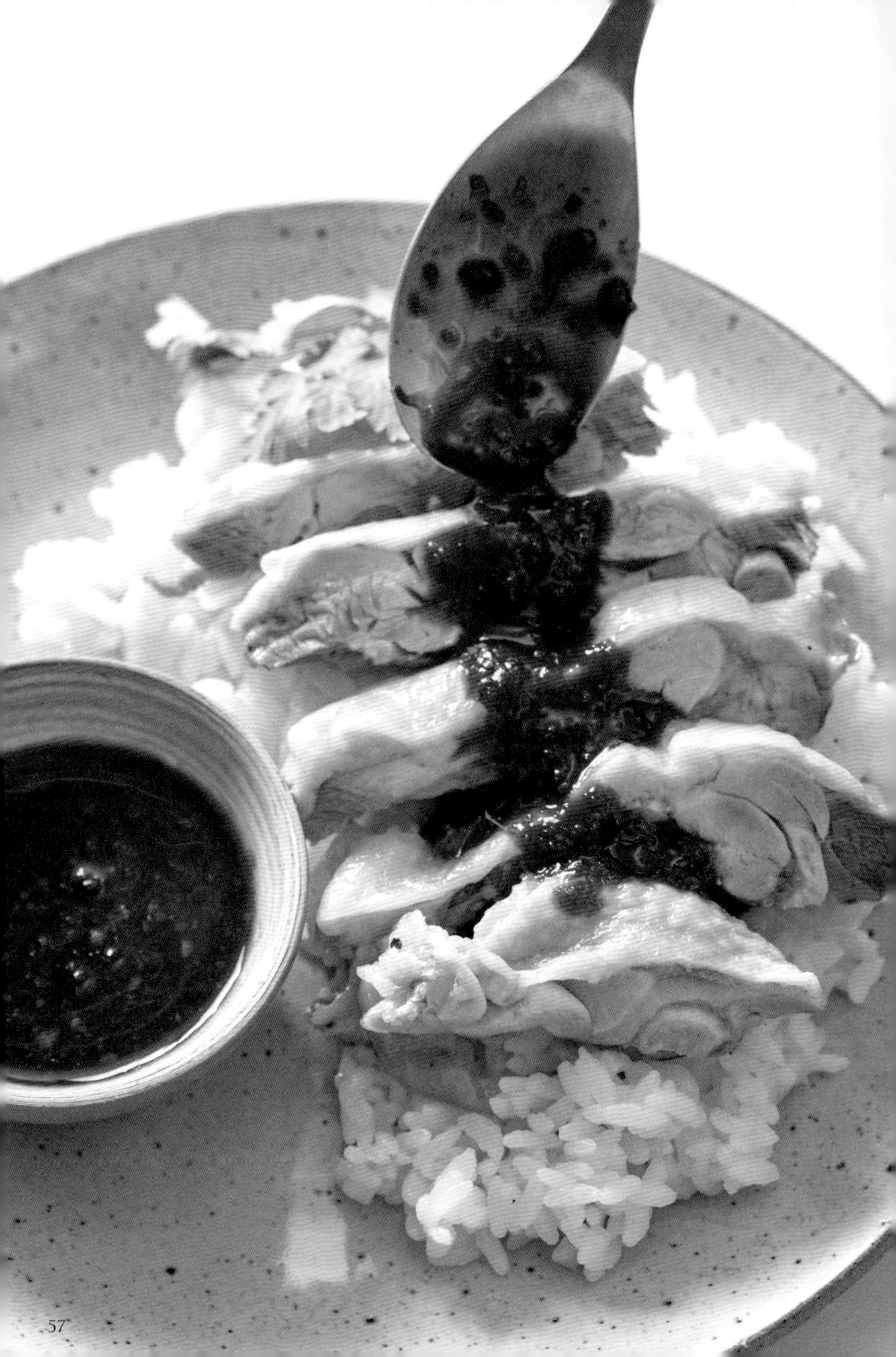

梅干しの酸味で唾液たっぷり

# ちりめん入り梅ごはん

疲労回復効果のあるクエン酸が豊富な梅干しに、ちりめんじゃこと牛乳で、骨や歯に必要なカルシウムもたっぷり。梅干しの酸味で唾液の分泌が促進されます。

**材料(2人分)**

米……2合
ちりめんじゃこ……20g
梅干し……2個
牛乳……1/2カップ

**作り方**

**1** 米は洗ってザルに上げる。

**2** ちりめんじゃこは洗う。梅干しは種を取り除き、ちぎる。

**3** 炊飯器の内釜に**1**と牛乳を入れ、2合の目盛りまで水を注ぐ。**2**を加えて30分浸水させてから米と同様に炊く。

POINT

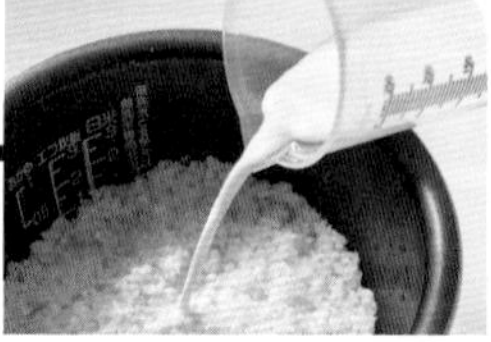

まず米と牛乳を入れます。

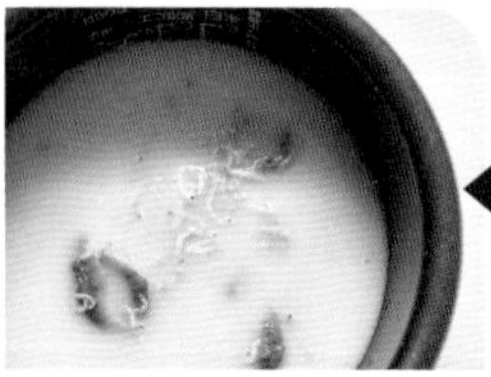

2合の目盛りまで水を注いでから、ちりめんじゃこと梅干しを加えます。

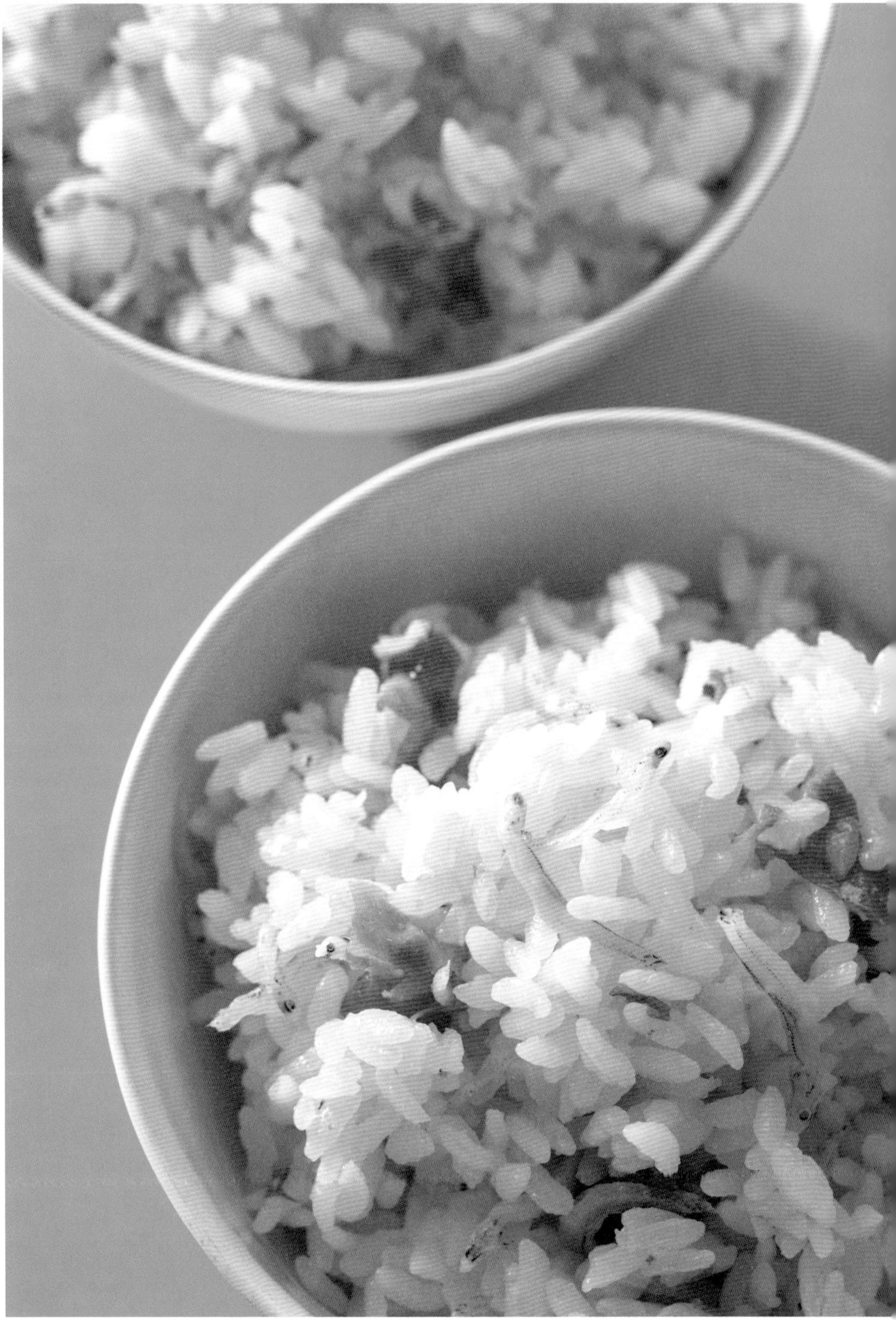

よく噛むごはんで食べ過ぎも防止

# たこめし

ゆでだこは、数ある食材のなかでも、かなり噛み応えがあり、自然と噛む回数が増えて唾液が分泌される優秀食材。噛むごとにたこの旨味も感じられるので、よく噛んでいただきましょう。

**材料**（2人分）

米……2合
ゆでだこ……200g
A 酒……大さじ1
しょうゆ……大さじ1
塩……小さじ1／2
和風だし（顆粒）……小さじ1
しょうが（せん切り）……適量

**作り方**

1 米は洗ってザルに上げる。ゆでだこはぶつ切りにする。
2 鍋にAと水1カップを入れて、1のゆでだこをさっと煮て、煮汁ごと冷めるまでおく。
3 炊飯器の内釜に1の米と2の煮汁を入れて2合の目盛りより少し少なめに水を注ぐ。30分浸水し、白米と同様に炊く。
4 炊き上がったら2のゆでだこを混ぜて器に盛り、しょうがをのせる。

POINT

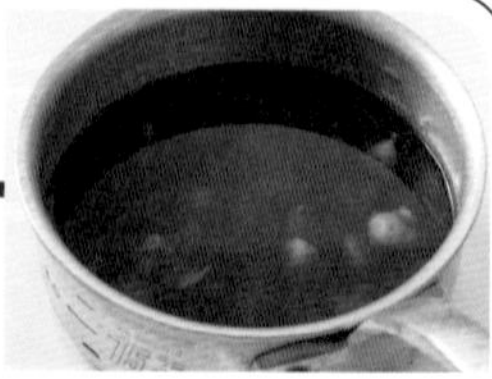

長く煮ると硬くなり過ぎるので、ほどよい噛み応えを残すようにさっと煮て冷まします。

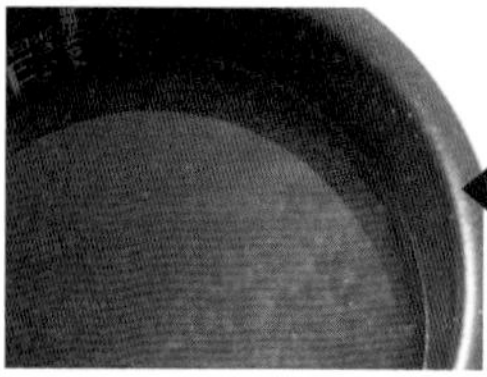

ゆでだこは炊き上がってから加えます。炊飯のときには入れません。

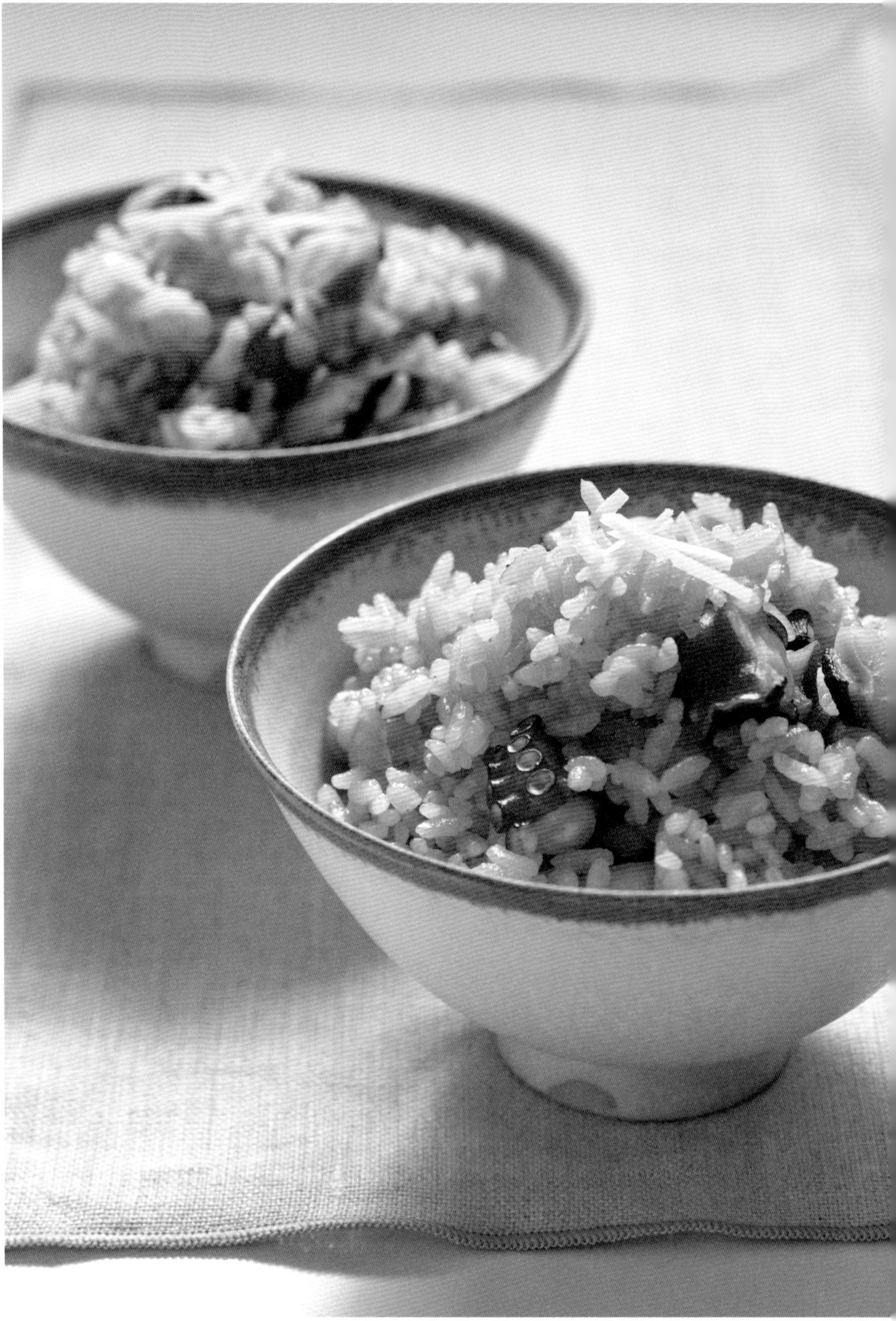

キャベツで巻くことで食べ応えアップ！

# ロールキャベツのみそ汁

食物繊維が豊富なひじき、β−カロテンが豊富なにんじんをベーコンとキャベツで巻いて、みそ汁の具に。お箸で食べるロールキャベツです。巻くことで重なったキャベツの層が咀嚼を促します。

**材料**（**2人分**）

キャベツの葉（外側のもの）……2枚
芽ひじき（乾燥）……4g
にんじん……20g
ベーコン……2枚
だし汁……400mℓ
白みそ……大さじ2
柚子の皮（あれば）……少々

**作り方**

**1** キャベツはやわらかくなるまで塩ゆでする。

**2** 芽ひじきはたっぷりの水で戻し、ザルに上げる。にんじんはせん切りにする。

**3** **1**のキャベツの葉を広げ、ベーコンを芯のラインに合わせておき、その上に**2**をのせて包み、つまようじで留める。

**4** 鍋に**3**とだし汁を入れて弱火にかけ、5〜10分ほど煮て白みそを溶かし入れる。

**5** **4**のロールキャベツを取り出し、食べやすいように輪切りにして器に盛り、汁を注いで柚子の皮を添える。

POINT

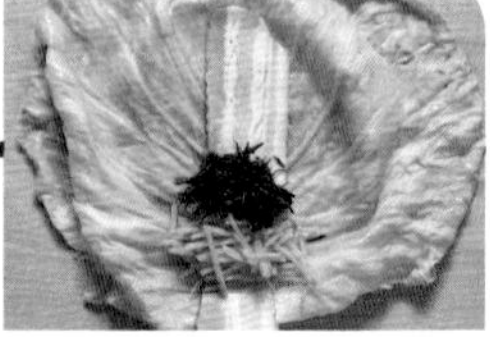

ゆでたキャベツ1枚を広げ、ベーコン1枚、にんじん、芽ひじきを半量ずつのせます。

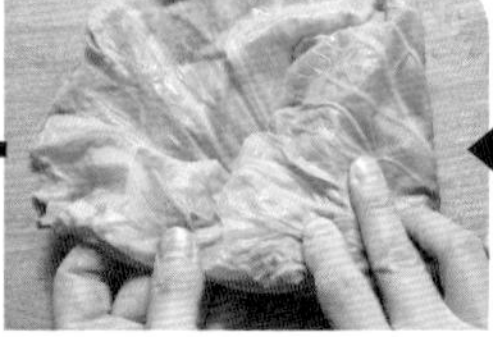

右側と左側のキャベツの葉を内側に折り込み、最後まで巻きながら包みます。

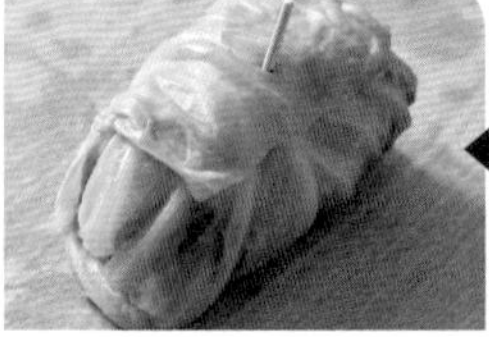

最後に斜めにつまようじを刺して留めます。同様にもう1つ作ります。

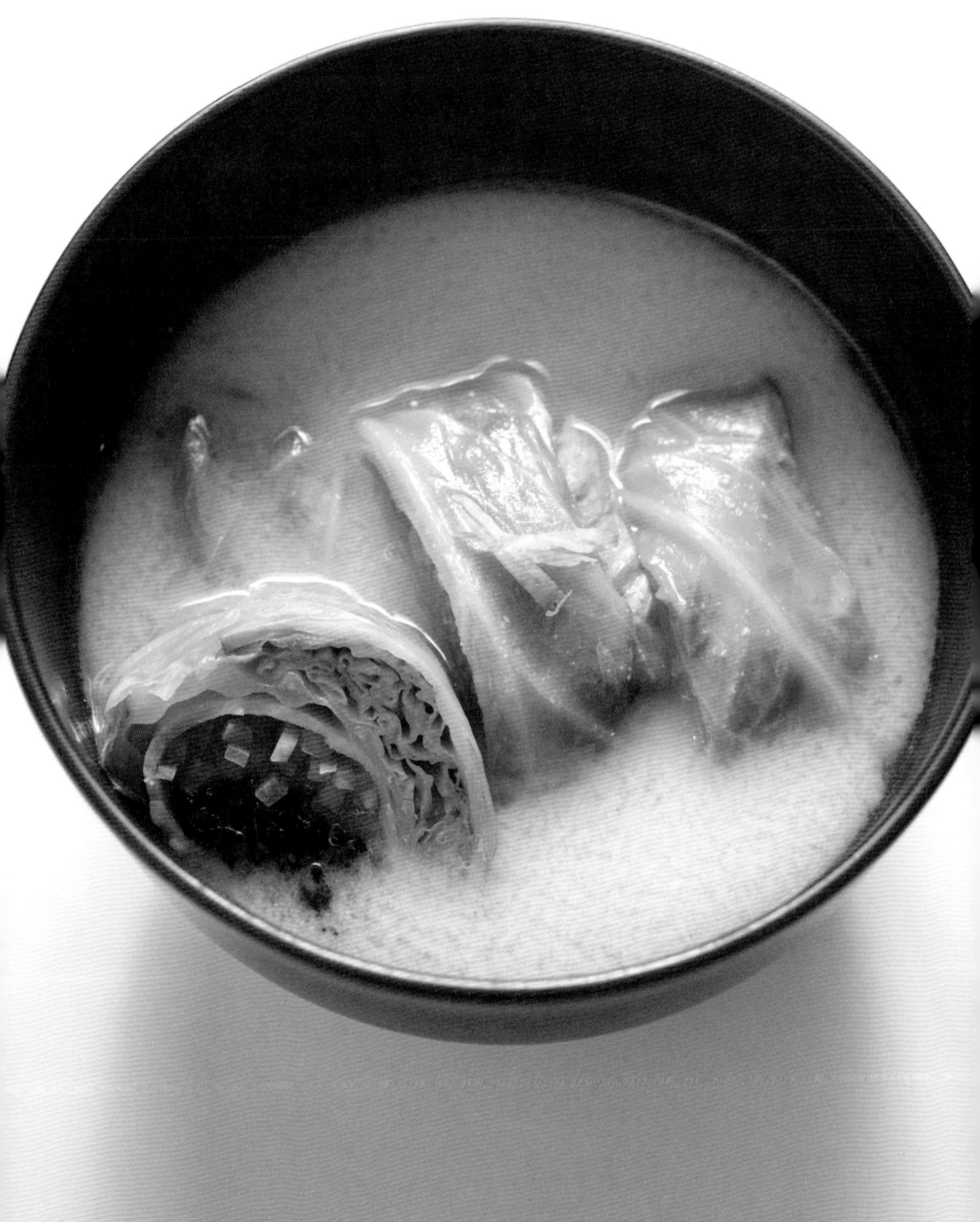

魚介の旨味を丸ごと味わう

# ブイヤベース

えびやあさりなどの食材を、旨味の溶け出したスープごといただきます。抗酸化作用のあるトマトや玉ねぎで旨味もプラスします。

**材料（2人分）**

たら……2切れ（200g）
えび（殻つき）……4尾
あさり（殻つき）……150g
玉ねぎ……小1／2個（100g）
にんにく……1かけ

**A**
ブイヨン……1個
水……1カップ
トマト水煮缶（カット）……100g
タイム……2〜3枝
ローリエ……少々
サフラン（あれば）……少々

白ワイン……大さじ1
塩・こしょう……各適量
オリーブ油……大さじ1

**作り方**

**1** たらは3等分に切り、熱湯をかける。玉ねぎ、にんにくはみじん切りにする。

**2** フライパンでオリーブ油を中火で熱し、玉ねぎとにんにくを炒める。えびとあさりを殻ごと加えて炒め、たら、**A**を加える。

**3** 煮立ったらアクを取りながら中火であさりの殻が開くまで煮る。

**4** 仕上げに白ワインを加え、塩、こしょうで味を調える。

POINT

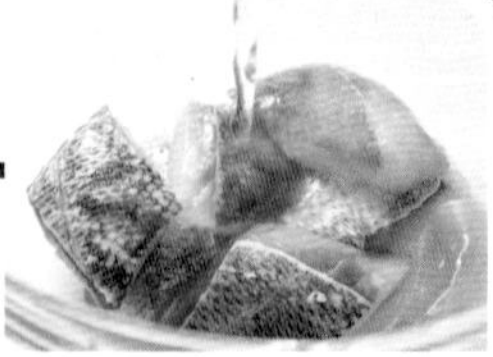

熱湯をかけて魚の臭みを取ります。たらの代わりに鯛やすずきなどの白身魚を使っても。

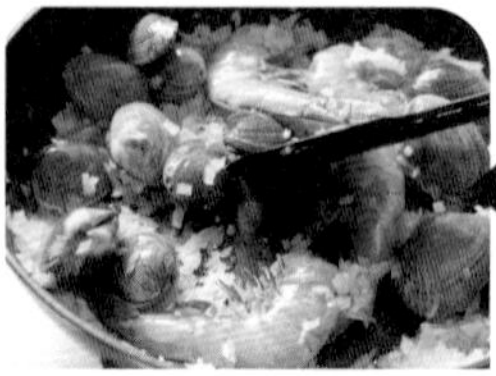

えび、あさりを殻ごと炒めることで旨味が出ます。

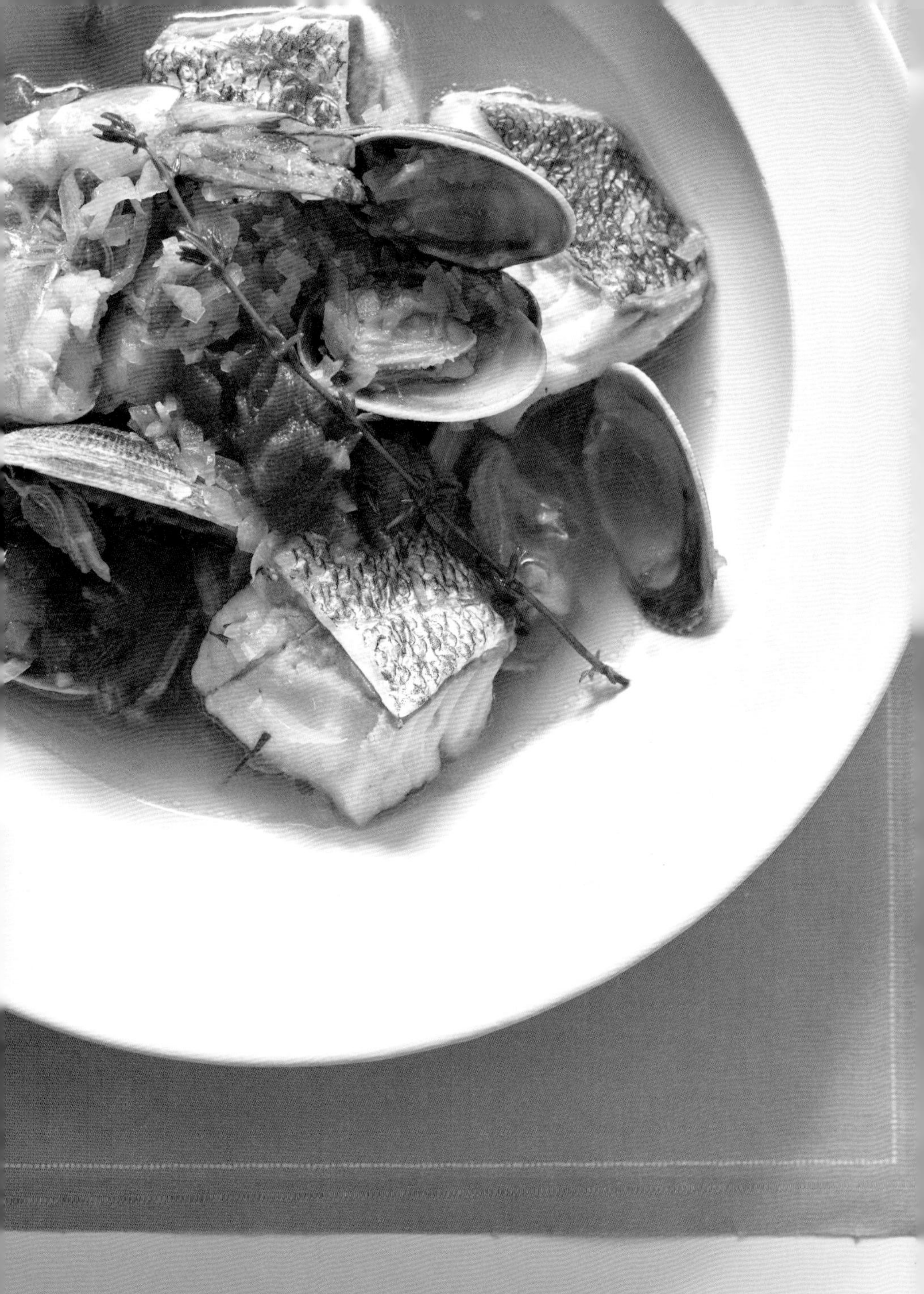

# Part 3

# 唾液の質は
# IgA抗体で決まる！
# 発酵食品や海藻、きのこで
# 唾液の質を高めるレシピ

IgA抗体を増やすことは唾液の質を高めることにつながり、感染症から身を守ってくれます。

Part3ではIgA抗体を増加させるもの、BDNF（脳由来神経栄養因子）を増やすものなどを使った、唾液の質を高めるレシピを紹介します。

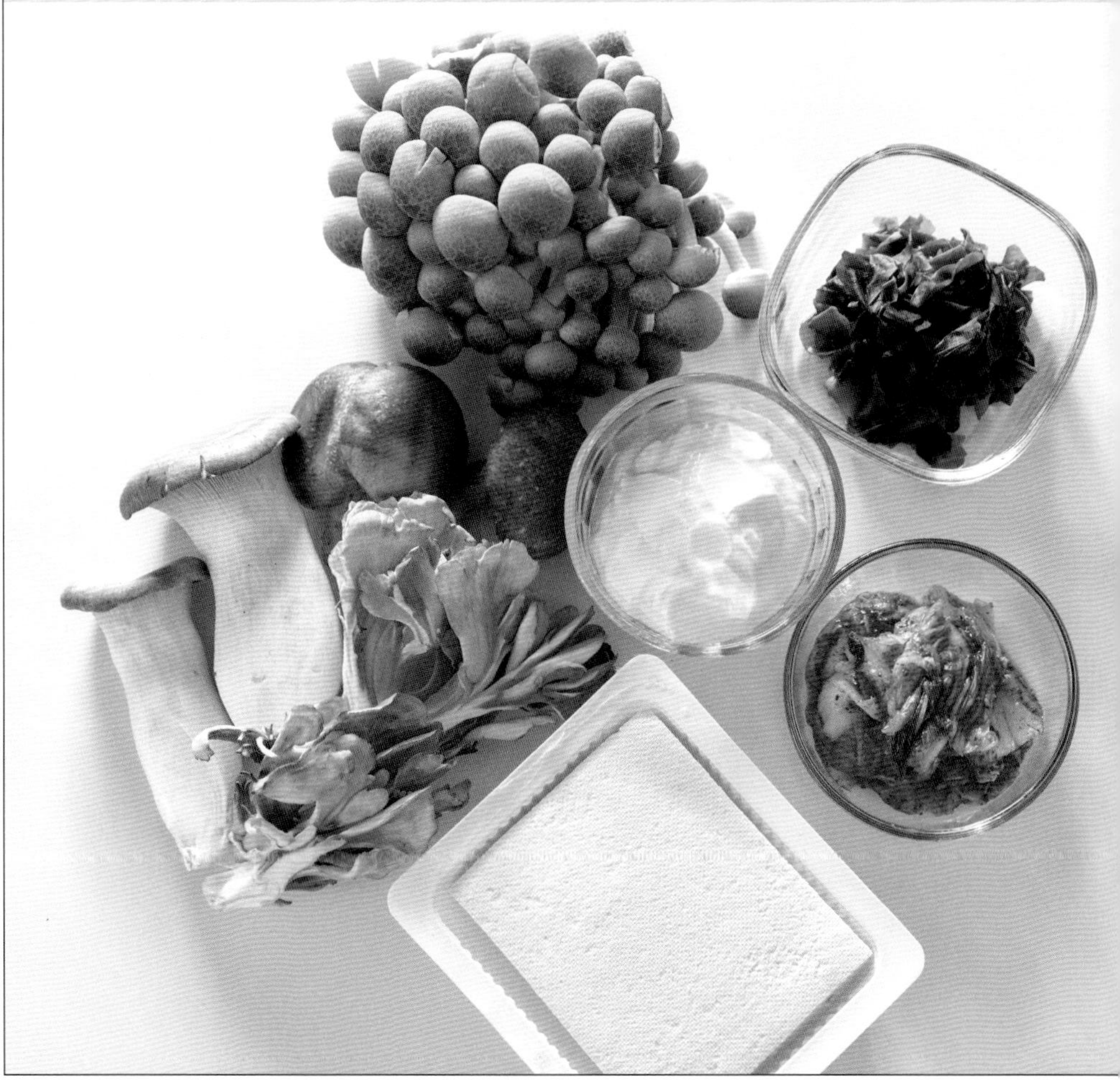

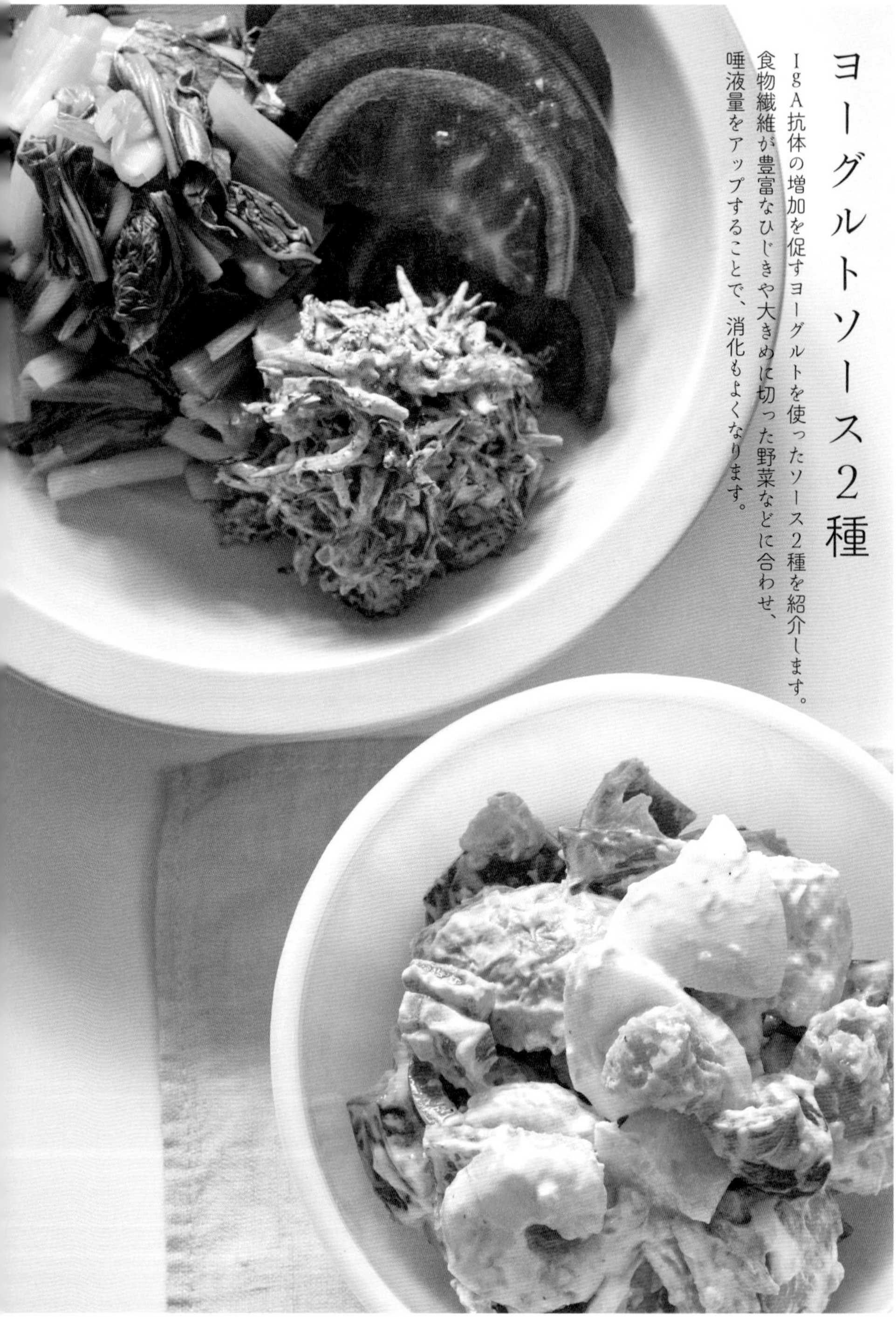

# ヨーグルトソース２種

IgA抗体の増加を促すヨーグルトを使ったソース２種を紹介します。
食物繊維が豊富なひじきや大きめに切った野菜などに合わせ、
唾液量をアップすることで、消化もよくなります。

ヨーグルトに芽ひじきと
β-カロテンたっぷりのにんじんを加えて

# 小松菜サラダ ひじきヨーグルトソース

**ひじきヨーグルトソースの材料（作りやすい分量）**

プレーンヨーグルト（無糖）……200g

**A**
- ピーナッツバター（無糖）……大さじ2
- うすくちしょうゆ……大さじ1
- 砂糖……小さじ2

芽ひじき（乾燥）……20g
にんじん（せん切り）……50g
ちりめんじゃこ……20g

**B**
- だし汁……1/2カップ
- しょうゆ……大さじ2
- 砂糖……大さじ1/4

サラダ油……小さじ1

**小松菜サラダの材料（2人分）**

小松菜……1束（200g）
トマト……中1個

**作り方**

**1** ひじきヨーグルトソースを作る。ヨーグルトはペーパータオルを敷いたザルに入れ、30分〜1時間ほどおいて水けを切る。ボウルに入れ、**A**を混ぜる。

**2** 別のボウルに芽ひじきとたっぷりの水を入れ、30〜40分おいて戻し、ザルに上げる。

**3** フライパンにサラダ油を中火で熱し、にんじん、**2**を油がまわる程度に炒める。**B**を加えて水分がなくなってきたら、ちりめんじゃこを加えて火を止め、しっかりと冷ます。

**4** 小松菜は塩ゆでしてから3cmの長さに、トマトは縦半分にしてから5mmの厚さに切る。

**5** 器に**4**を盛り合わせ、半量のひじきヨーグルトソースを添える。

ソースの保存期間

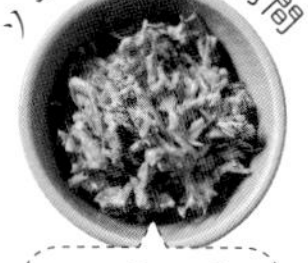

冷蔵3〜4日

POINT

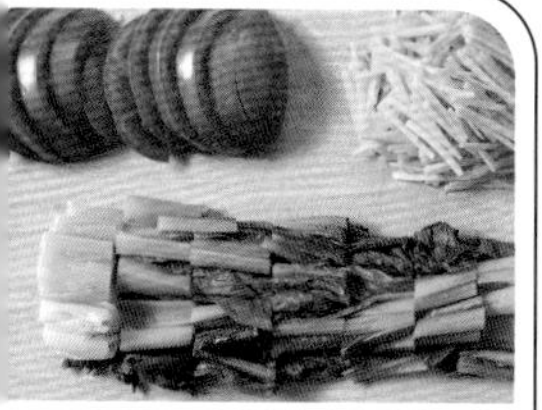

抗酸化作用の高い緑黄色野菜をたっぷり食べて免疫力をアップ。

---

何にでも合わせやすい
シンプルソース

# えびと玉子のサラダ 洋風ヨーグルトマヨソース

**洋風ヨーグルトマヨソースの材料（作りやすい分量）**

プレーンヨーグルト（無糖）……100g

**A**
- マヨネーズ・はちみつ……各大さじ1/2
- おろしにんにく・レモン汁……各小さじ1/2
- 塩・こしょう……各少々

**えびと玉子のサラダの材料（2人分）**

ゆでえび（小）……80g
ゆで玉子……2個
赤パプリカ……1個
アボカド……1個

**作り方**

**1** 洋風ヨーグルトマヨソースを作る。プレーンヨーグルトは上記レシピと同様に水切りしてボウルに入れ、**A**を加えてなめらかになるまで混ぜる。

**2** ゆで玉子は適当な大きさに軽くつぶしてちぎる。赤パプリカは1.5cm角に切り、アボカドは縦半分に切ってスプーンで大きめにくり抜く。

**3** ボウルに**2**、ゆでえびを入れ、**1**を加えて和える。

ソースの保存期間

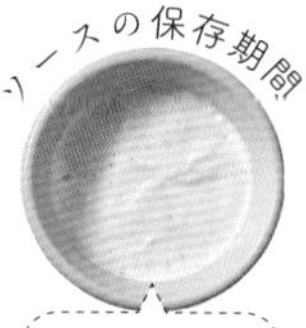

冷蔵1週間

POINT

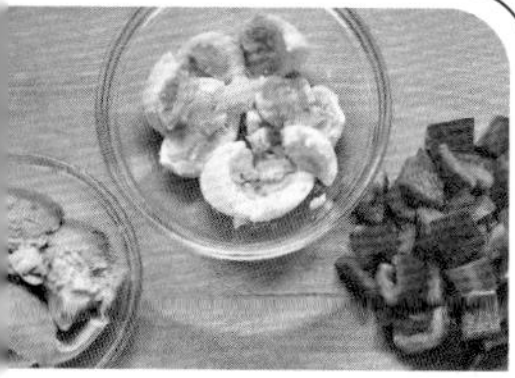

アボカドやパプリカには、抗酸化ビタミンとも呼ばれるビタミンEが豊富に含まれています。

# 肉みそ2種

野菜入りの肉みそは、レタスで包んでたっぷりどうぞ。きのこやごぼうをたっぷり使った素食肉みそは、IgA抗体をつくる効果が期待できます。栄養が豊富なさつまいもやかぼちゃにかけておいしく召し上がれ。

緑黄色野菜もしっかりとれる肉みそ

## 肉みそ

**材料**（作りやすい分量）

牛こま切れ肉（脂の少ないもの）……120g
＊できれば脂少なめで。脂が多いときは温めてから食べる。
しし唐辛子……8本
にんじん……1／2本
しょうが・にんにく……各1かけ
長ねぎ……10cm
**A** 砂糖……大さじ1
　しょうゆ……大さじ1
　みそ……大さじ1
レタス……適量
サラダ油……少々

**作り方**

**1** しょうが、にんにく、長ねぎはみじん切りにする。
**2** 牛こま切れ肉、しし唐辛子、にんじんは粗みじん切りにする。
**3** フライパンまたは鍋にサラダ油を熱し、中火で**1**を香りよく炒め、**2**を順に加え、炒め合わせる。
**4** **A**を順に加え、水分を飛ばしながらさらに炒める。
**5** レタスで包みながら食べる。

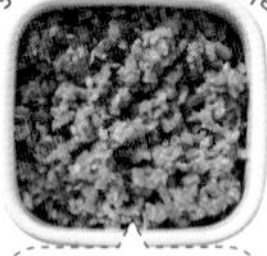

肉みその保存期間
冷蔵1週間

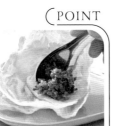

POINT

不溶性食物繊維が豊富なレタスは、胃や腸で水分を吸収して大きくふくらみ、便通を促進します。

Arrange レシピ

## 台湾風まぜそば

**材料**（2人分）

**A** 白練りごま……大さじ2
　ごま油……大さじ1
　みりん……大さじ2／3
　みそ・酢・しょうゆ・砂糖（黒糖）……各小さじ1
　沙茶醤……大さじ1と1／3
中華麺（細めの焼きそば用）……2人分
和風だし（顆粒）……小さじ2／3
肉みそ……半量

**作り方**

**1** ボウルに**A**を入れて、混ぜる。
**2** 中華麺の袋に穴をあけて電子レンジで1分加熱し、ボウルに入れ、和風だしを加えて混ぜる。器に盛り、肉みそをかける。**1**を適量加えて混ぜて食べる。

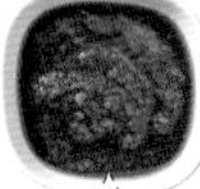

たれの保存期間
冷蔵1カ月

POINT
ごまは抗酸化作用の強い食材。練りごまを使えば、ごまの栄養を効率よく吸収できます。

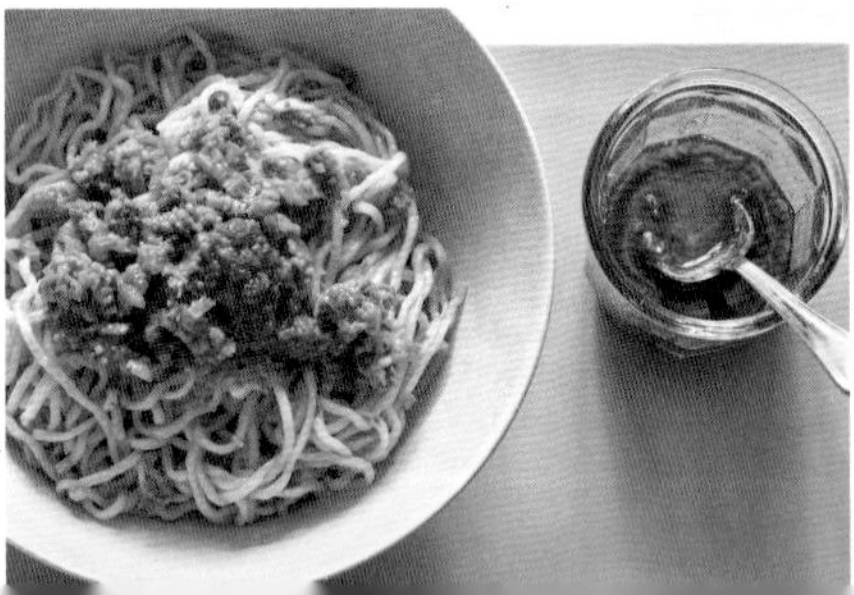

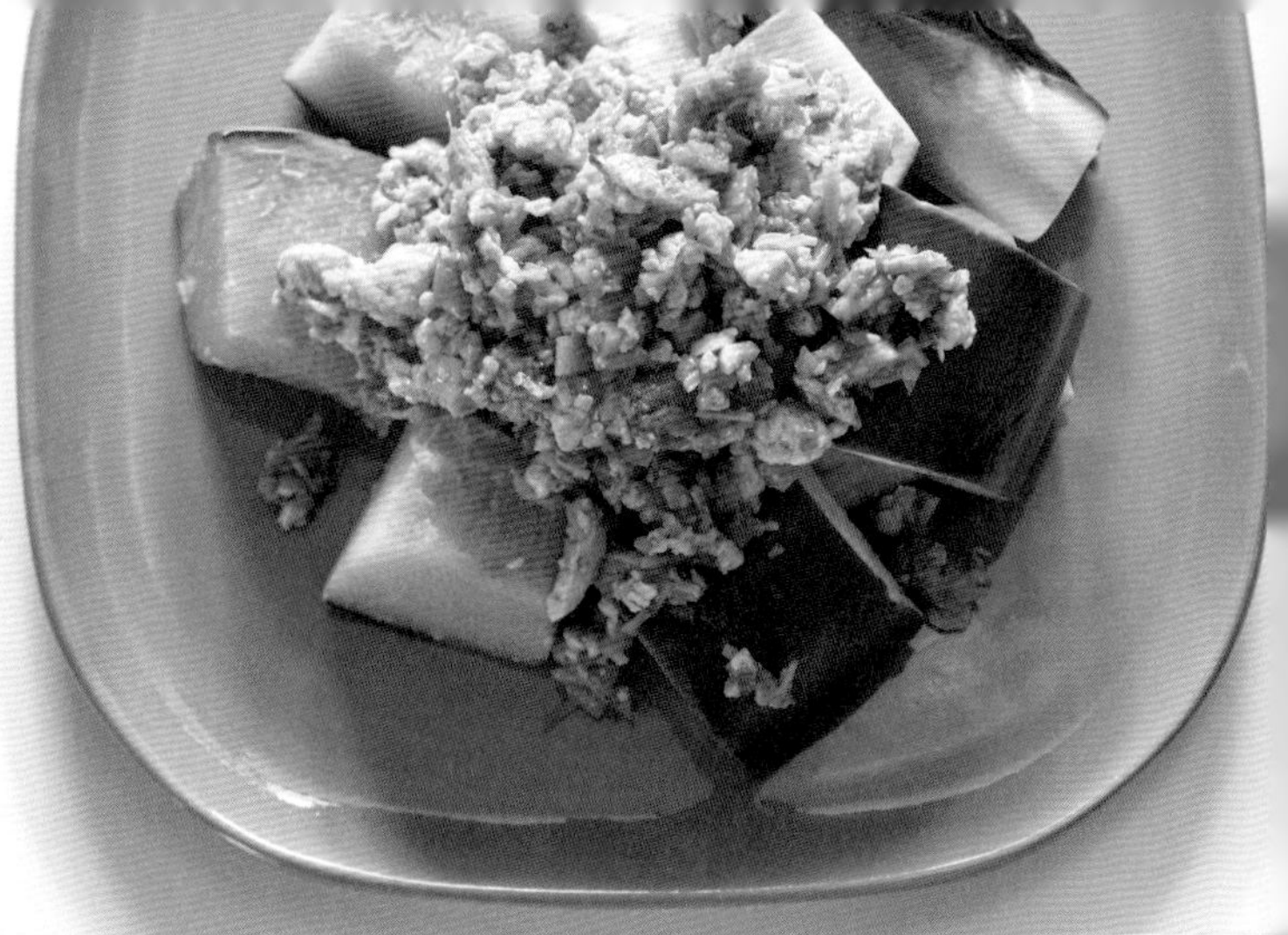

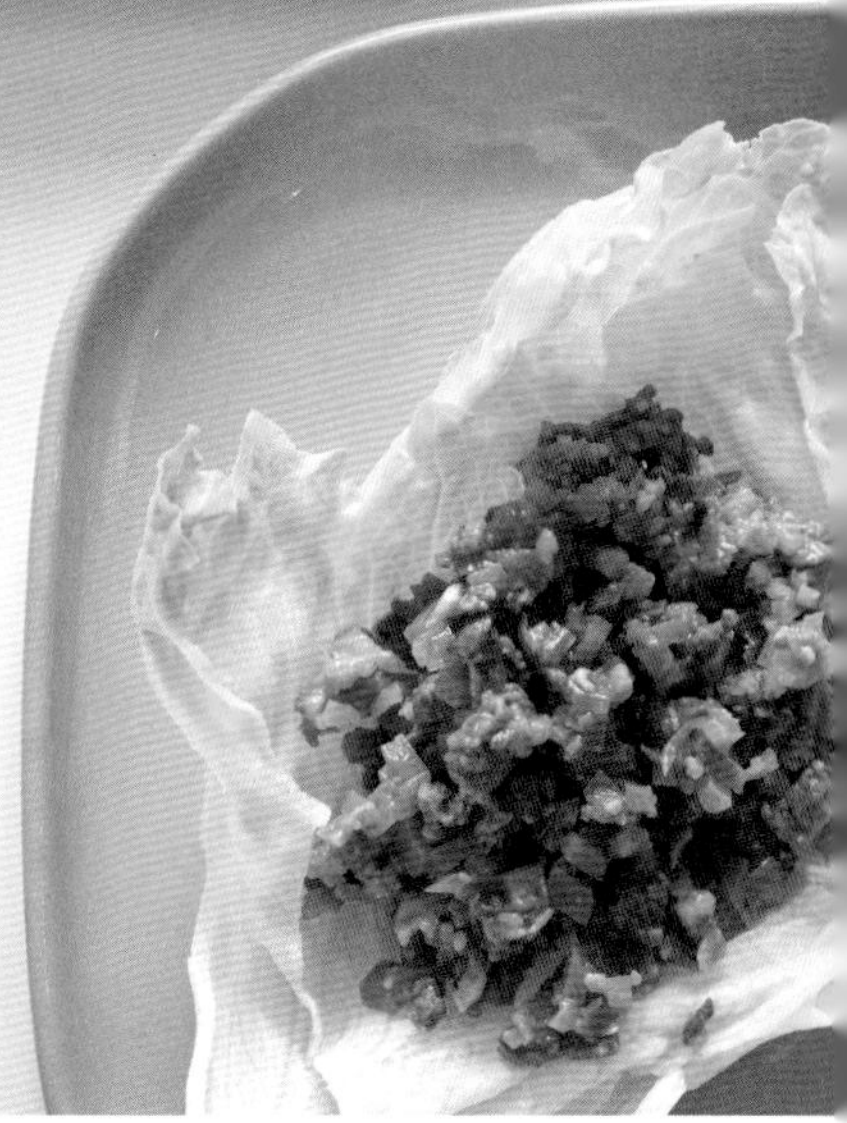

えのきだけとごぼうは食物繊維が豊富

# 素食肉みそ

肉みその保存期間

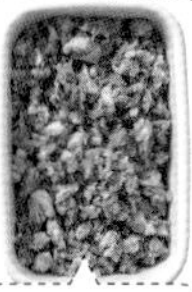

冷蔵3〜4日

**材料**（作りやすい分量）

木綿豆腐……1丁（300g）
えのきだけ……1袋
ごぼう……50g
しょうが（みじん切り）……大さじ1
ごま油……大さじ1と1／2

**A**
しょうゆ……大さじ1と1／2
みりん……大さじ1
黒糖……小さじ1
麻辣醤（または豆板醤）……小さじ1強
みそ……大さじ1／2

**蒸し野菜の材料**（2人分）

かぼちゃ……150g
なす……2本

**作り方**

**1** 豆腐はしっかり水切りする。ごぼうはみじん切りにしてさっと水にさらす。えのきだけは石づきを落とし、1cm幅に切る。

＊豆腐の水切り：耐熱皿に割り箸2本を並べ、ペーパータオルで包んだ豆腐をのせる。ラップをせずに電子レンジで木綿豆腐なら2分（絹ごし豆腐なら3分）加熱する。

**2** フライパンにごま油を強火で熱し、しょうが、えのきだけ、ごぼうを入れてしんなりするまで炒める。豆腐を加え、ほぐしながら炒め、そぼろ状にほぐれたら**A**を加えて汁けがなくなるまで炒める。

**3** かぼちゃは一口大に切り、歯応えが残る程度にゆでる。なすは縦半分にして3等分に切り、水にさらし、耐熱皿に重ならないように並べ、ふんわりとラップをかけて電子レンジで3分加熱する。器に盛り、**2**をかける。

POINT

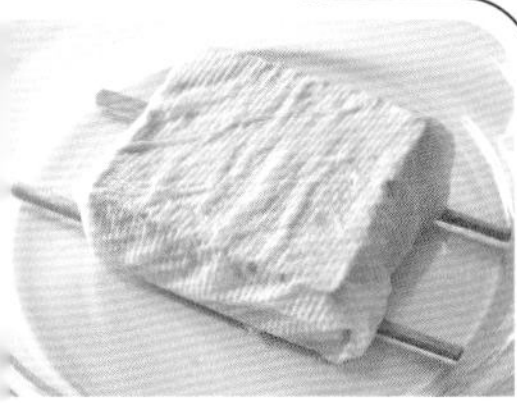

しっかり水切りすることで、相対的にたんぱく質含有量が増えます。豆腐には抗酸化ビタミンとも呼ばれるビタミンEも含まれています。

# 白和え2種

抗酸化作用のある成分を含む豆腐に発酵食品のみそを加えた基本の白和えと、ヨーグルトをプラスした洋風白和えで、野菜や海藻を摂取してIgA抗体をつくり出し、唾液の質を高めましょう。

覚えておけば、いろいろ応用できる

## 基本の白和え衣

**材料(作りやすい分量)**

木綿豆腐……1/2丁(150g)

**A** 白みそ……大さじ3

白炒りごま……大さじ1

白すりごま……大さじ1

砂糖……大さじ1

みりん……大さじ1

**作り方**

**1** 木綿豆腐は水切りする(P71参照)。

**2** ポリ袋に木綿豆腐を入れて揉むようにすりつぶし、**A**を加えてなめらかになるまで混ぜる。

**3** 砂糖、みりんも加えてよくすり混ぜる。

*豆腐をすりつぶすときは、すり鉢やフードプロセッサーを使用してもよい。

和え衣の保存期間

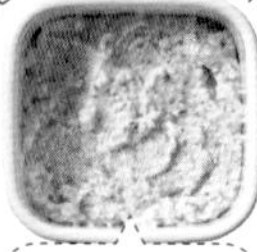

冷蔵1日

Arrange レシピ

## ひじきの白和え

**材料と作り方(2人分)**

**1** 芽ひじき(乾燥)20gはたっぷりの水で戻し、ザルに上げる。にんじん1/3本、こんにゃく50gはせん切りに、さやいんげん3本は5㎜幅の斜め薄切りにする。あさりのむき身(缶詰)30gは汁けを切り、湯通しする。

**2** 鍋にだし汁1/2カップ、しょうゆ・砂糖各大さじ1、塩少々を入れて中火にかけ、煮立ったらいんげん以外の**1**を加えて煮る。

**3** 汁けがなくなってきたらいんげんを加えて1~2分煮る。粗熱がとれたら汁けを切り、基本の白和え衣1/2量で和える。

POINT

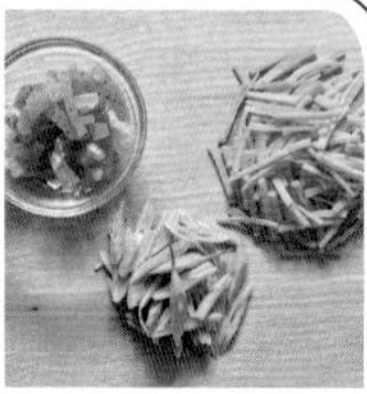

抗酸化作用のある緑黄色野菜や食物繊維が豊富なこんにゃくを加えて、唾液の量を増やします。

## ほうれんそうの白和え

**材料と作り方(2人分)**

**1** ほうれんそう1束は塩ゆでして水にとり、水けを搾って、2㎝の長さに切る。

**2** 魚焼きグリルでしいたけ中4枚と油揚げ1枚をさっと焼く。しいたけは薄切りに、油揚げは短い辺を半分に切ってから細切りにする。

**3** ボウルに**1**、**2**、基本の白和え衣1/2量を入れて和える。

POINT

免疫力を高めるβ-カロテンやビタミンEを含むほうれんそうは、鉄分などのミネラルも豊富です。

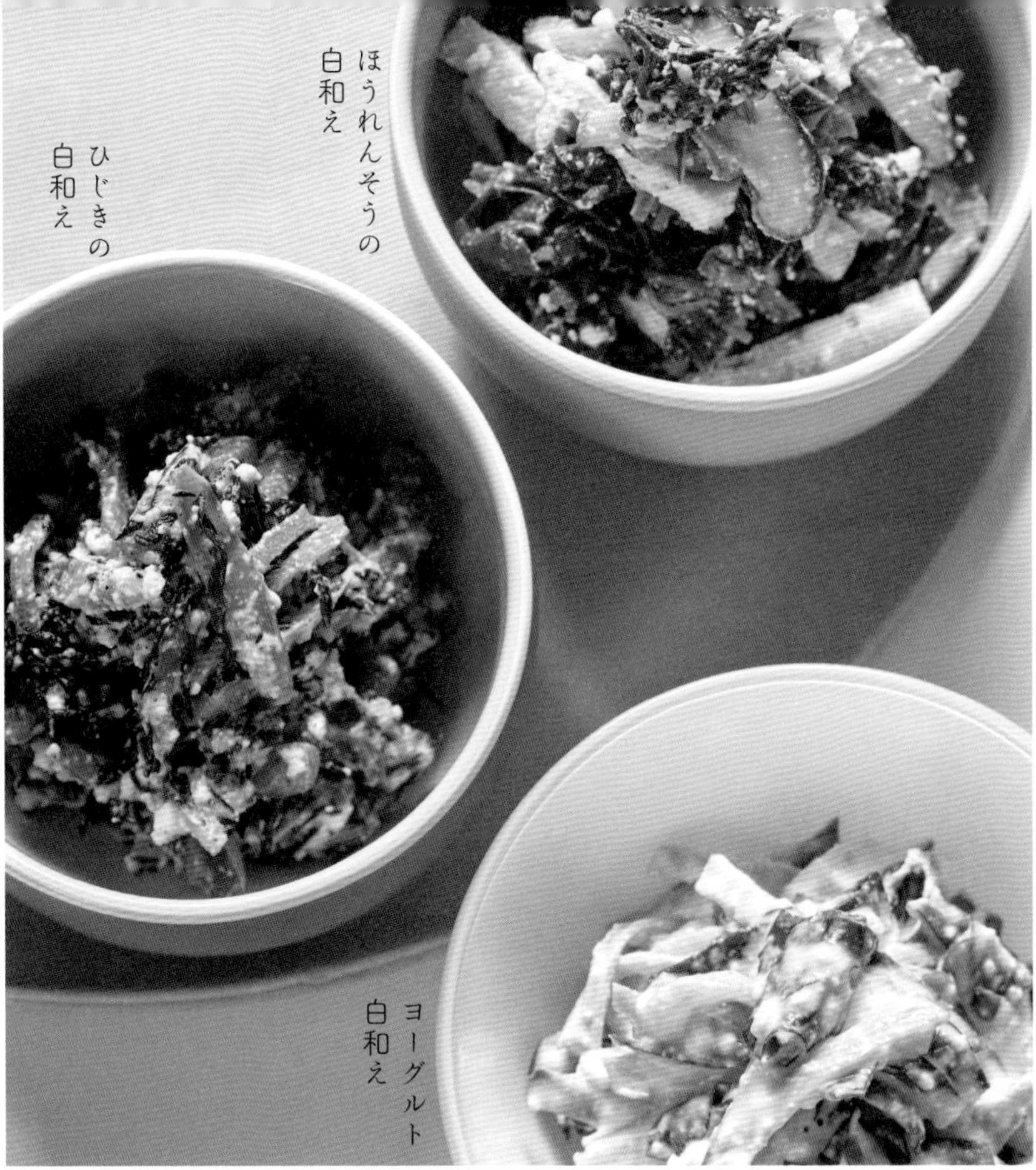
ほうれんそうの白和え
ひじきの白和え
ヨーグルト白和え

ヨーグルトの効果で
IgA抗体を増やす

# ヨーグルト白和え

**材料**（作りやすい分量）

絹ごし豆腐……1／3丁（100g）
プレーンヨーグルト（無糖）……1／2カップ
**A** 白練りごま……大さじ2
砂糖……小さじ2
塩……小さじ1／3
ハム……4枚
きゅうり……2本
乾燥カットわかめ……4g

**作り方**

**1** 和え衣を作る。豆腐とヨーグルトは水切りする（豆腐の水切りはP71、ヨーグルトの水切りはP69参照）。ポリ袋に豆腐を入れて揉むようにすりつぶし、ヨーグルトと**A**を加えて混ぜる。

**2** きゅうりは細切りに、ハムはせん切りにする。ボウルにわかめを入れて熱湯を注ぎ、戻ったら冷水にとってからザルに上げる。

**3** **1**と**2**を和える。

和え衣の保存期間

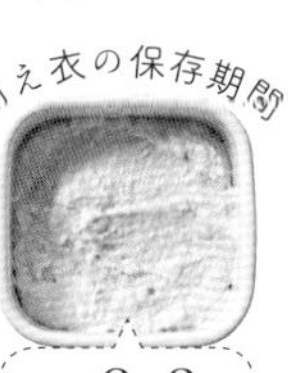

冷蔵2~3日

POINT

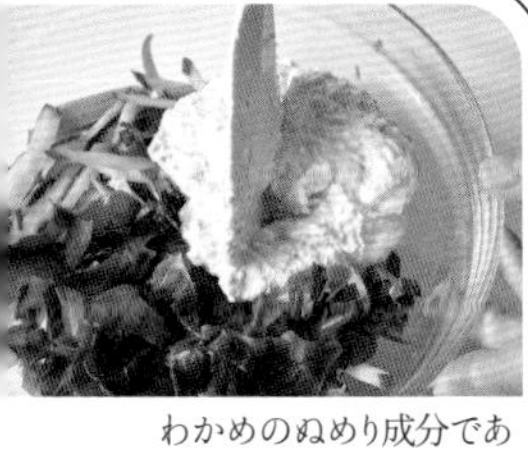

わかめのぬめり成分であるアルギン酸は食物繊維で、IgA抗体を増やす効果が期待できます。

大根おろしで消化を助け、花かつおで旨味をプラス

# 和風ハンバーグ

おろしたての大根おろしをトッピングすれば、鶏むね肉や豆腐で摂取したたんぱく質の消化がスムーズに。ポン酢しょうゆの酸味や花かつおの旨味成分が唾液の分泌を促します。

**材料**（2人分）

木綿豆腐……1丁（300g）
鶏むねひき肉……100g
**A** 塩……小さじ1／2
　酒……小さじ1
きくらげ（乾燥）……3枚
青ねぎ……1本
溶き卵……1／2個分
片栗粉……大さじ1
サラダ油……適量
大根おろし……1／2カップ
花かつお……適量
ポン酢しょうゆ……適量

**作り方**

**1** 木綿豆腐はしっかり水切りする（P71参照）。鶏むねひき肉は**A**をふる。

**2** きくらげは水で戻し、みじん切りにする。青ねぎはみじん切りにして、飾り用を少し残しておく。

**3** ボウルに**1**、**2**、溶き卵、片栗粉を入れて混ぜ、2等分にして楕円形に成形する。

**4** フライパンにサラダ油を中火で熱し、**3**を並べ入れる。3分ほど焼いて焼き色がついたら裏返し、弱火で5分ほど焼き、仕上げに酒、しょうゆ各数滴（分量外）を表面にスプーンなどで塗り、香りをつける。

**5** 器に盛り、大根おろし、青ねぎ、花かつおをのせ、ポン酢などでいただく。

POINT

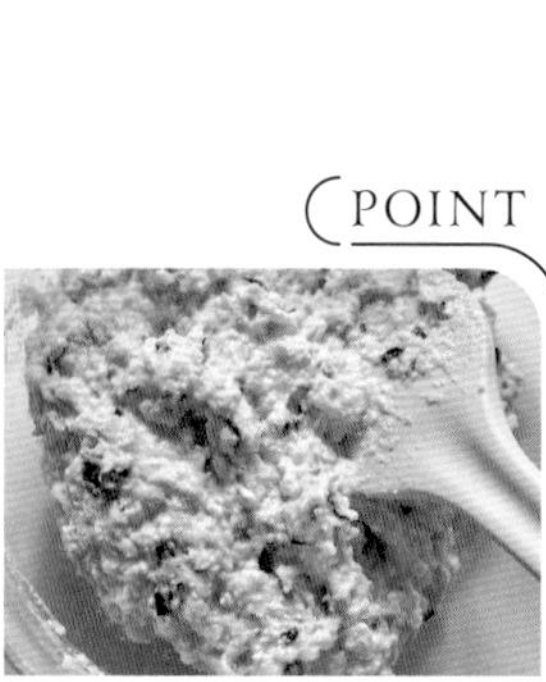

豆腐には、たんぱく質やカルシウムだけでなく、抗酸化作用の高いサポニンも含まれています。

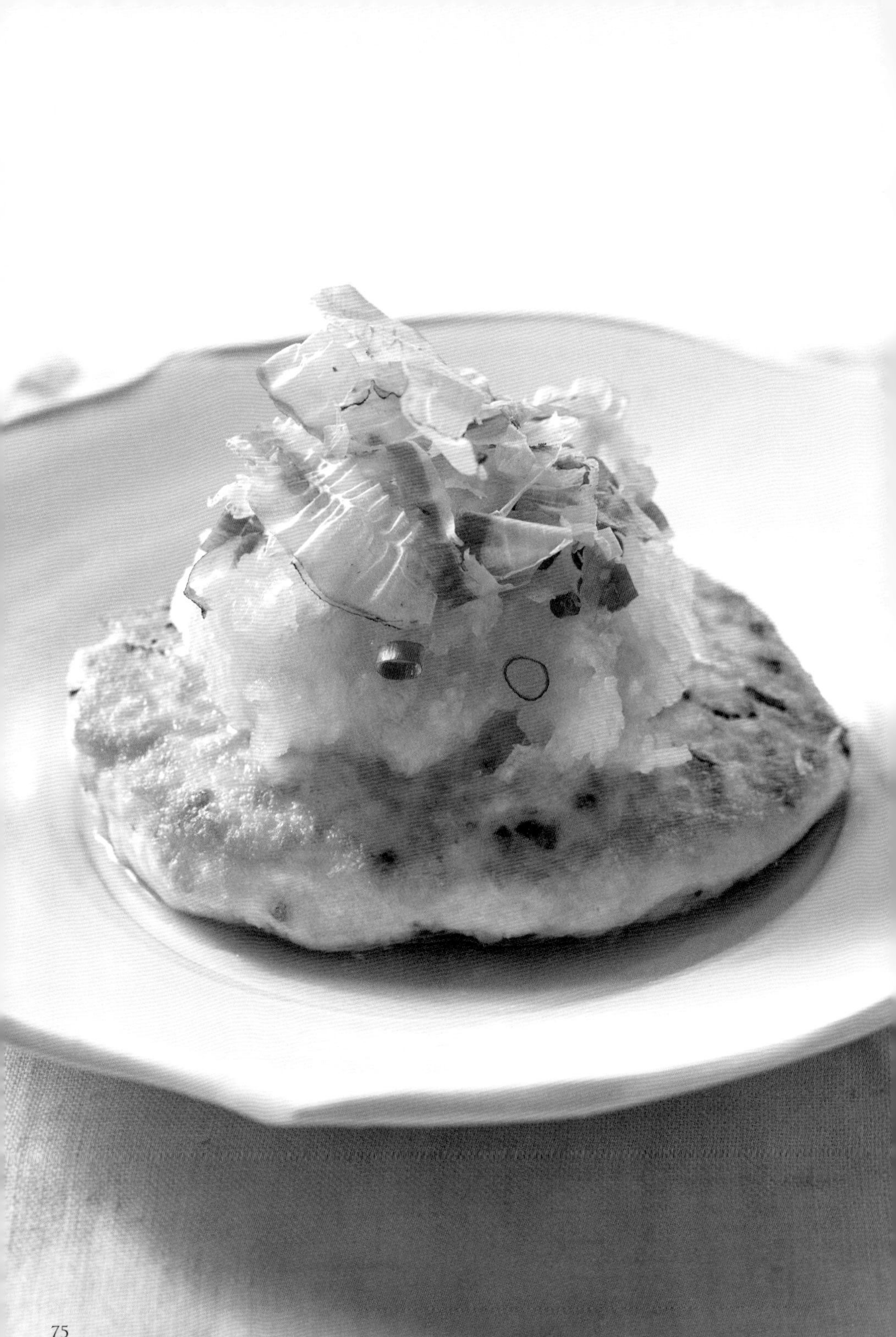

とろっとやさしいあんかけで口の中が潤う

# 五目豆腐よせあんかけ

抗酸化作用の高いビタミンEが豊富なえびや食物繊維が豊富なきくらげを加えて、唾液の量を増やし、質を高めます。
ぷりぷりしたえびやコリコリしたきくらげ、ミックスベジタブルの食感の違いを楽しむことができます。

**材料**（2人分）

木綿豆腐……2／3丁（200g）
生むきえび……2尾
ミックスベジタブル……20g
きくらげ（乾燥）……2g
溶き卵……1／2個分
片栗粉……大さじ1
塩……少々

**A**
だし汁……1／2カップ
うすくちしょうゆ……小さじ1／2
砂糖……ひとつまみ
塩……少々

水溶き片栗粉……適量
おろししょうが……適量

**作り方**

**1** 木綿豆腐は水切りする（P71参照）。

**2** 生むきえびは背ワタを取り、ぶつ切りにする。きくらげは水で戻し、せん切りにする。ミックスベジタブルは熱湯をかけて解凍し、水けを切る。

**3** ボウルに**1**、**2**、溶き卵、片栗粉を入れて混ぜ、塩少々を加える。4等分にしてそれぞれをラップで包んで茶巾絞りにする。

**4** 耐熱皿の中央をあけてまわりに**3**を等間隔に並べ、電子レンジで1分30秒から2分加熱し、卵に火を通す。ラップを外し、器に盛る。

**5** 鍋に**A**を入れて煮立て、水溶き片栗粉でとろみをつける。**4**にかけ、おろししょうがを添える。

POINT

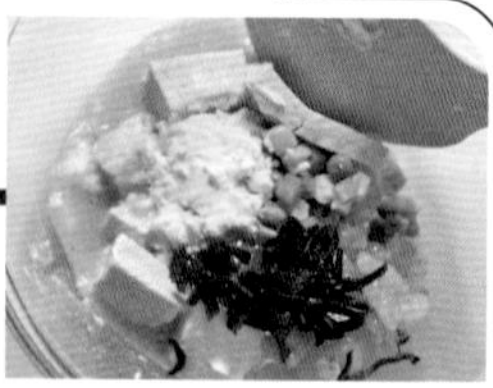
ボウルに1、2、溶き卵、片栗粉を入れて混ぜます。

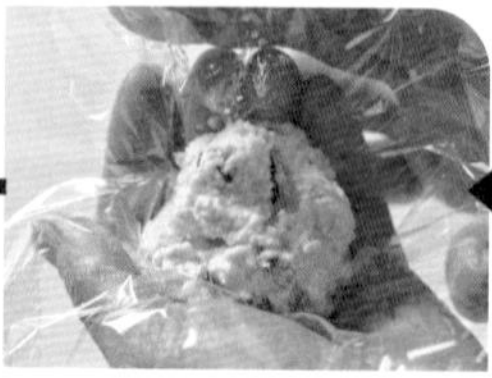
ラップに4等分にしたたねをのせます。

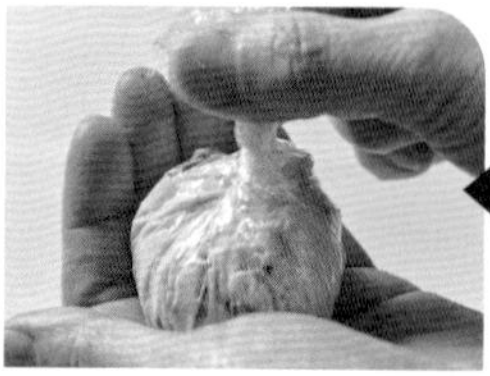
ラップで包み、上をねじって茶巾絞りにします。

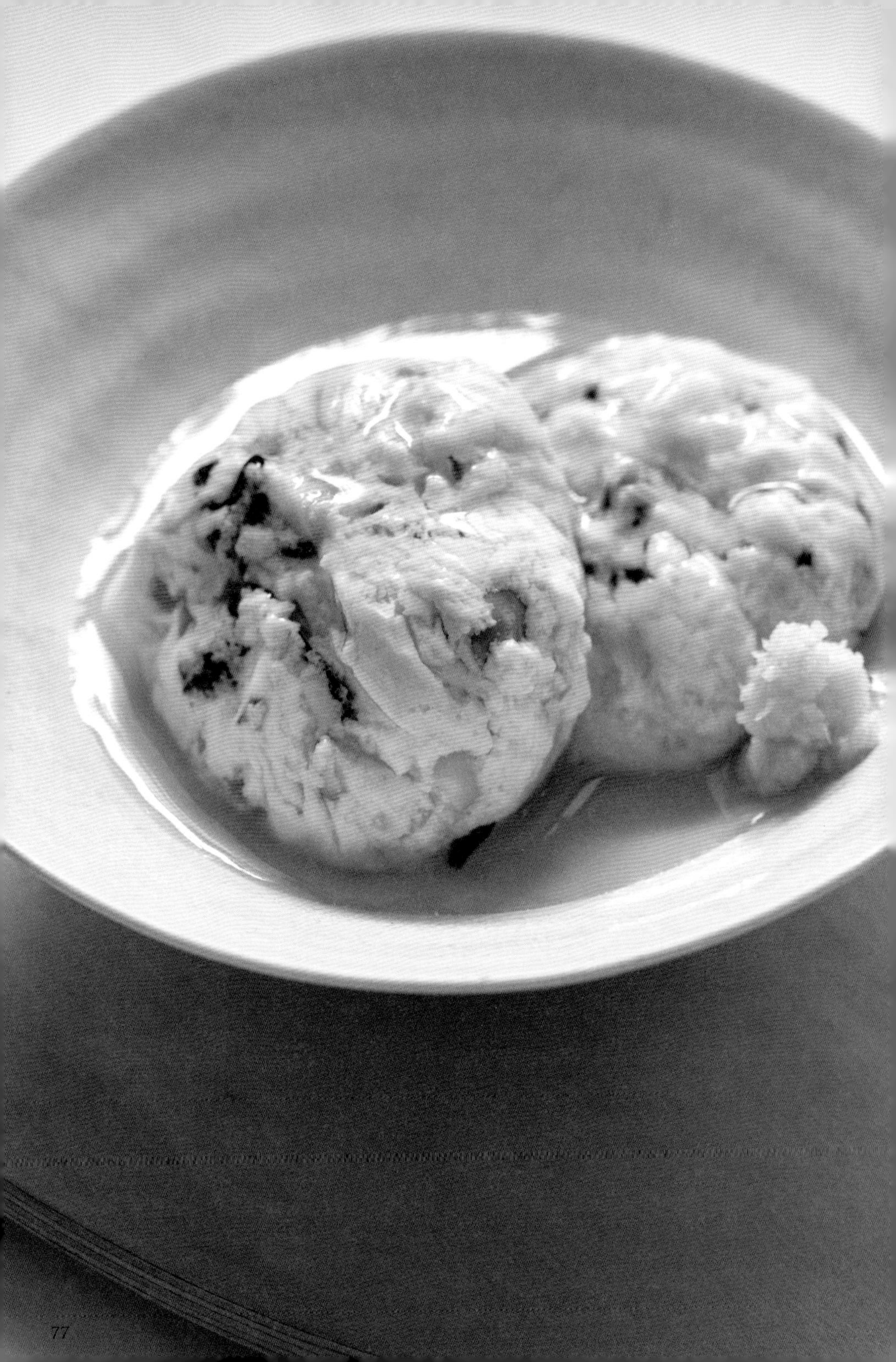

# 木綿豆腐と野菜の牛肉巻き

栄養成分がぎゅっと詰まった簡単肉巻き

食物繊維が豊富なえのきだけや、抗酸化作用のあるビタミンCやEが豊富なピーマン、良質なたんぱく質の豆腐を牛肉で巻いて焼きましょう。しっかりとした食べ応えとなるうえ、バランス良く栄養補給ができるので、唾液の質が良くなります。

**材料**（2人分）

牛薄切り肉……4枚（約150g）
木綿豆腐……80g
えのきだけ……20g
ピーマン……1個
塩・こしょう……各少々
**A** しょうゆ……大さじ1弱
酒……大さじ1
砂糖……大さじ2／3
サラダ油……小さじ1

**作り方**

**1** 木綿豆腐は水切り（P71参照）し、牛薄切り肉の幅に合わせて4等分に切る。えのきだけは石づきを切り落とし、ピーマンは細切りにする。

**2** 牛薄切り肉を広げて塩、こしょうをふり、豆腐、えのきだけ、ピーマンをのせて巻く。

**3** フライパンにサラダ油を中火で熱し、**2**の巻き終わりを下にして並べる。全体に焼き目をつけ、**A**を加えて煮からめる。

**4** 半分に切って、器に盛る。

POINT

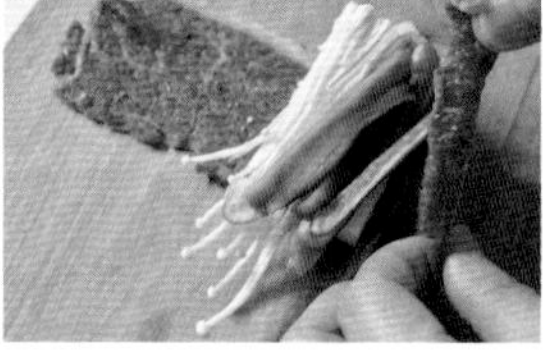

こま切れでない一枚肉を使うときれいに巻けます。ここではもも肉を使っています。

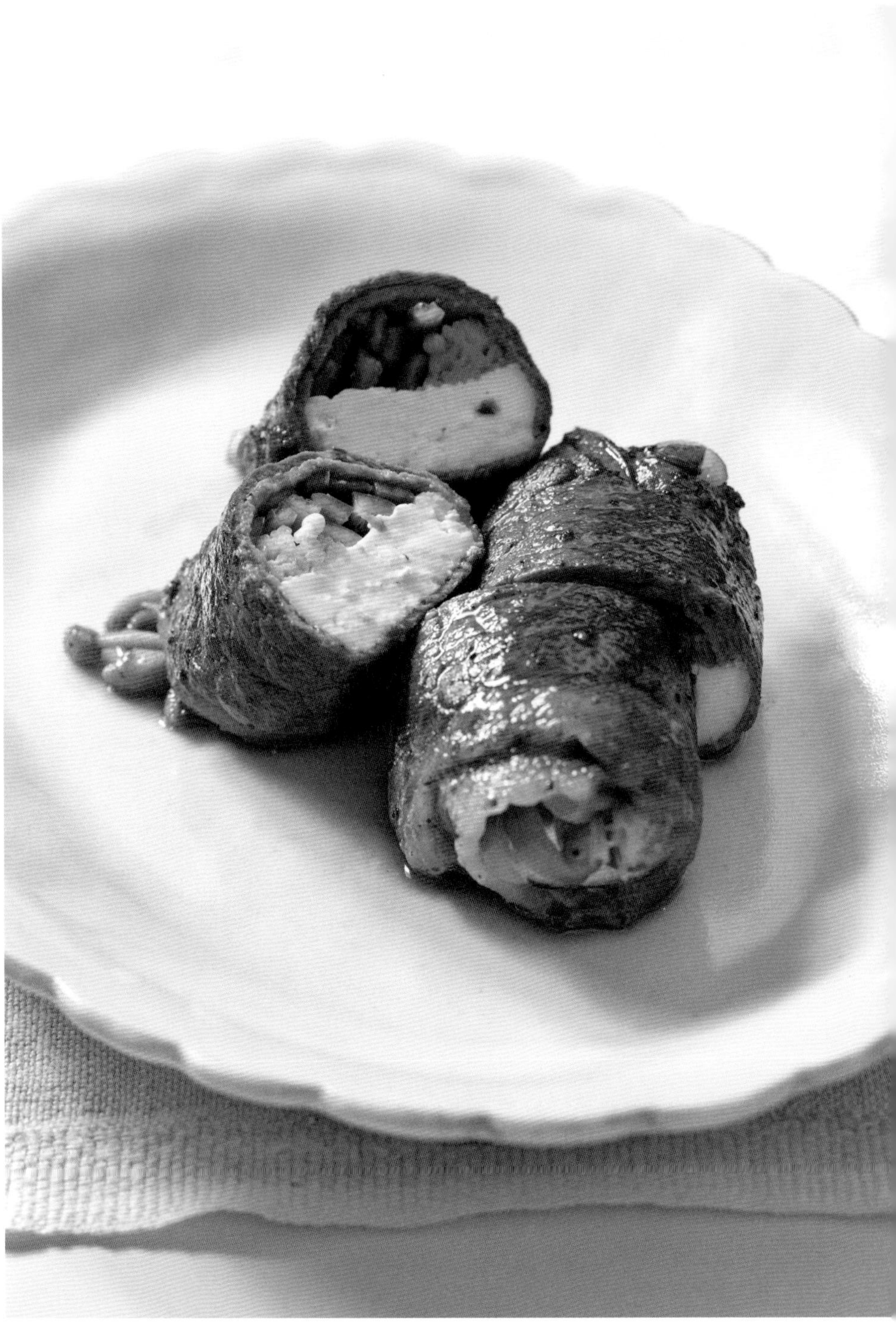

見た目は春巻き、中身はコロッケ！

# 春巻き風カレーコロッケ

カレー粉に含まれるターメリックには、唾液腺から出る、
BDNF（脳由来神経栄養因子）という
神経細胞の成長や再生を促すたんぱく質を増加させる効果が期待されます。

**材料**（2人分）

豚ひき肉……100g
じゃがいも……中4個（500g）
玉ねぎ……小1／2個（100g）
卵黄……1個分
塩・こしょう・カレー粉
……各少々
春巻きの皮……6枚
バター……大さじ1／2
水溶き小麦粉・揚げ油
……各適量
リーフレタス……適宜

**作り方**

**1** 玉ねぎはみじん切りにする。じゃがいもは丸のままゆで、皮をむいてつぶしておく。

**2** フライパンにバターを中火で熱し、玉ねぎ、豚ひき肉の順に炒め、塩、こしょう、カレー粉で味をつける。

**3** ボウルにじゃがいも、**2**、卵黄を入れて混ぜ合わせ、6等分にする。春巻きの皮で包み、端に水溶き小麦粉をつけて留める。

**4** フライパンで揚げ油を170℃に熱し、**3**を揚げ、油を切る。器に盛り、好みでリーフレタスを添える。

POINT

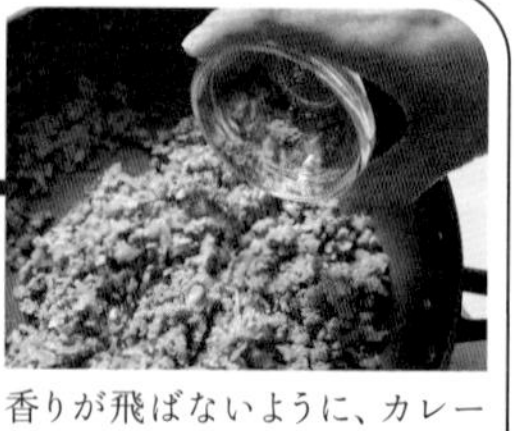

香りが飛ばないように、カレー粉は最後に加えます。

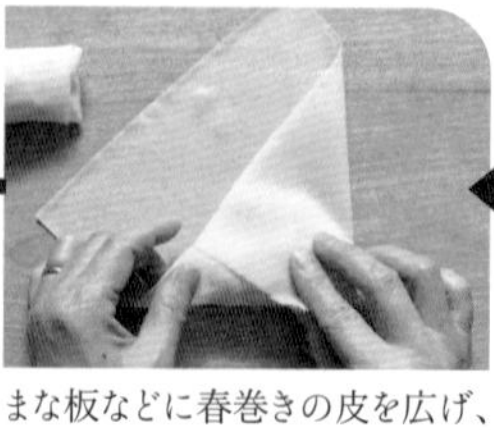

まな板などに春巻きの皮を広げ、手前に中身を置き、手前から順にたたんで包みます。

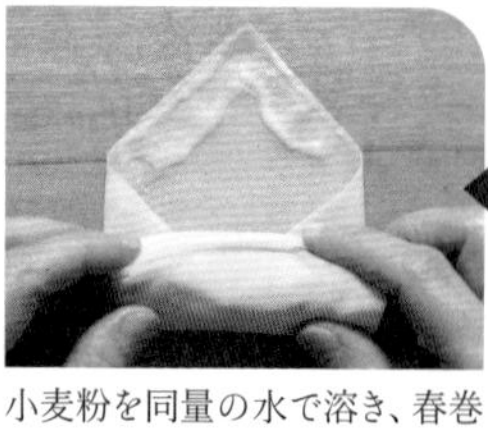

小麦粉を同量の水で溶き、春巻きの皮の端に塗り、しっかり留めます。

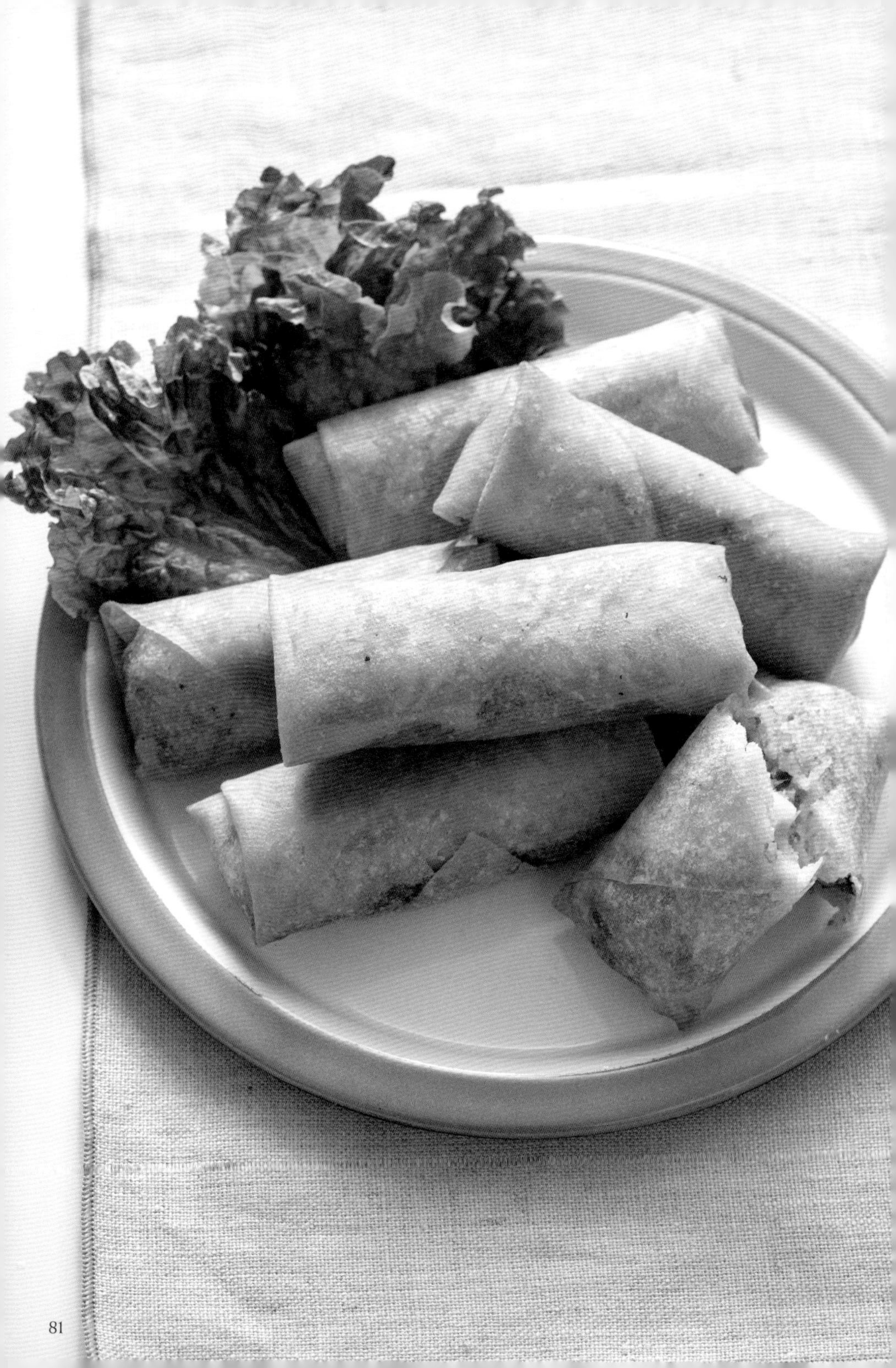

キムチの辛味と旨味をごはんに染み込ませて

# キムチ炊き込みごはん

発酵食品のキムチで唾液の量と質を改善します。
キムチの辛味と歯応えで食の進む一品です。

**材料**（2人分）

米……2合
豚バラ薄切り肉……150g
キムチ……120g
酒……大さじ1
**A** 鶏がらスープの素……小さじ2
しょうゆ……小さじ2
ごま油……小さじ1
白ごま・青ねぎ（小口切り）・韓国のり……各適量

＊鶏がらスープの素の代わりに甘めの焼肉のたれを使うと、ビビンバ風にアレンジできます。

**作り方**

**1** 米は洗ってザルに上げる。

**2** 豚バラ薄切り肉は2cm幅に切り、キムチの汁と酒を揉み込む。キムチは適当な大きさに切る。

**3** 炊飯器の内釜に**1**と**A**を入れて、2合の目盛りより少し少なめに水を注ぎ、**2**をのせて30分浸水させてから白米と同様に炊く。

**4** 器に盛り、白ごま、青ねぎ、韓国のりを散らす。

POINT

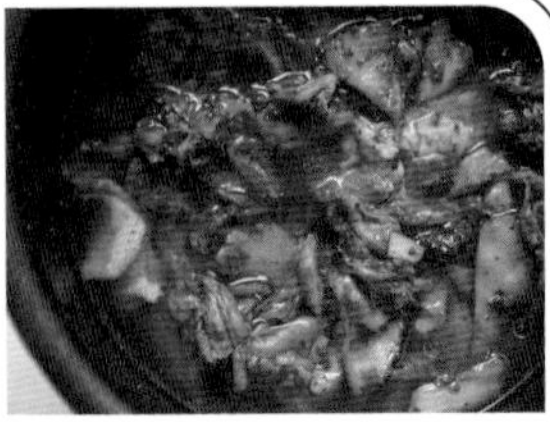

発酵が進んで酸っぱくなったキムチも火を通すとまろやかになるので、おすすめです。

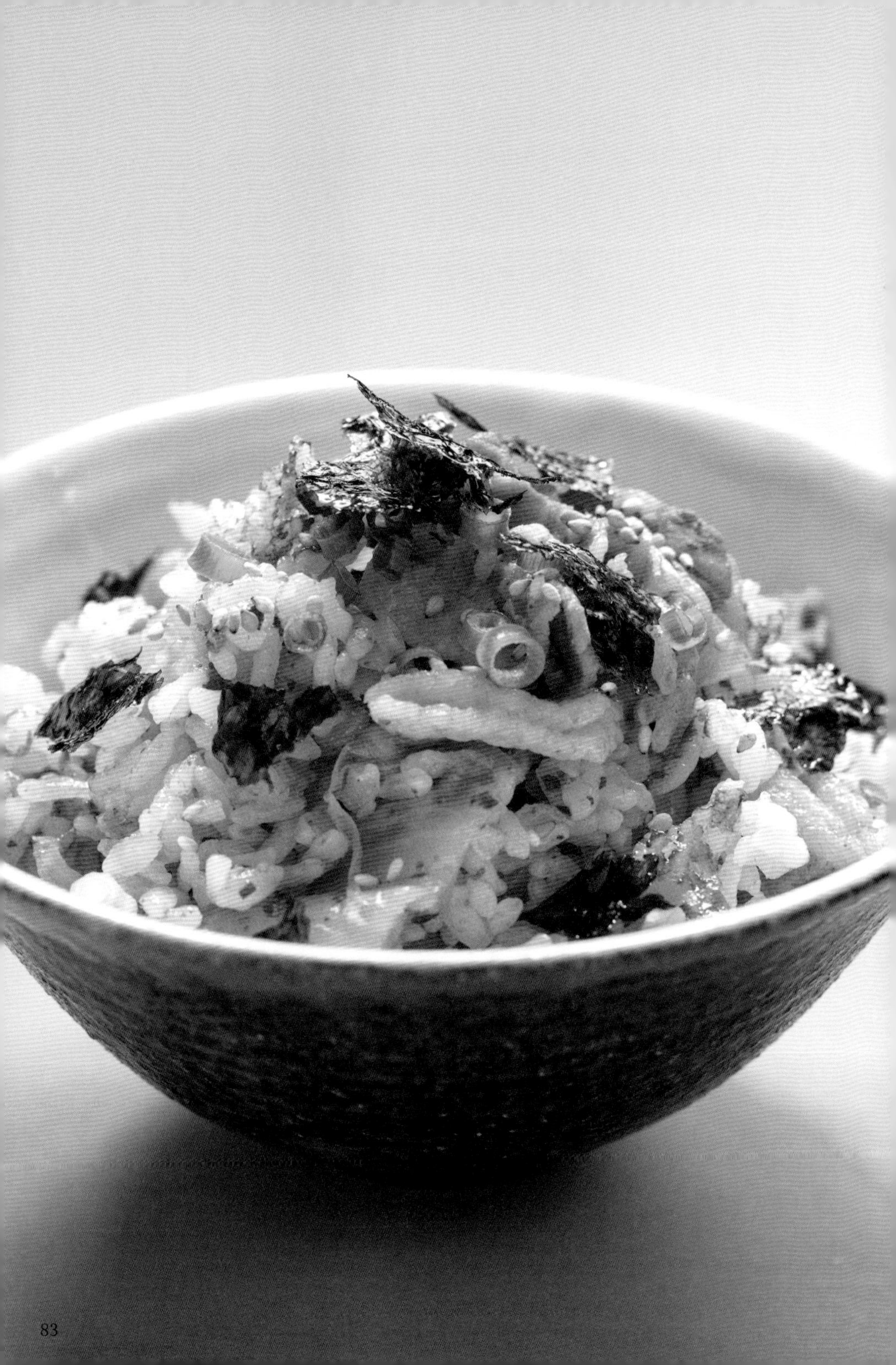

IgA抗体を増やす効果が期待できるきのこが主役

# きのこごはん

きのこは食物繊維が豊富で、
IgA抗体を増やす働きが期待できます。
また、コレステロールや老廃物の排出も促します。

**材料**（2人分）

米……2合
きのこ（しいたけ、えのきだけ、まいたけ、しめじなど）……300g
油揚げ……1枚
**A** 水……1／4カップ
酒……大さじ2
みりん……大さじ2
しょうゆ……大さじ2
和風だし（顆粒）……小さじ1
塩……小さじ1
青ねぎ（小口切り）……適量

**作り方**

**1** 米は洗ってザルに上げる。

**2** しいたけ、えのきだけ、しめじは石づきを落とし、しいたけは薄切り、えのきだけは適当な長さに切ってしめじと一緒にほぐす。まいたけは手でさく。よく混ぜた**A**に10分ほど浸し、ザルに上げ、汁は取っておく。油揚げは細切りにする。

**3** 炊飯器の内釜に**1**、**2**の汁を入れ、2合の目盛りまで水を注ぐ。**2**のきのこと油揚げをのせて30分浸水し、白米と同様に炊く。

**4** 炊き上がったらよく混ぜて器に盛り、青ねぎを散らす。

POINT

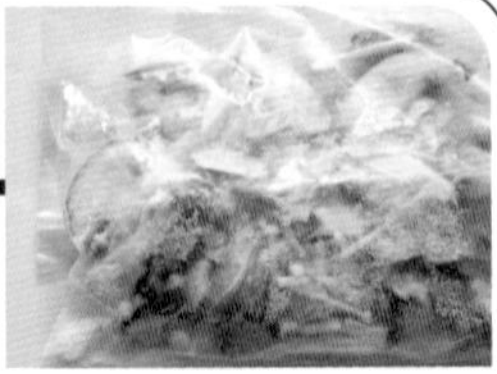

きのこは冷凍すると香りと旨味がアップ。汚れを取り、使いやすい大きさにして冷凍しましょう。

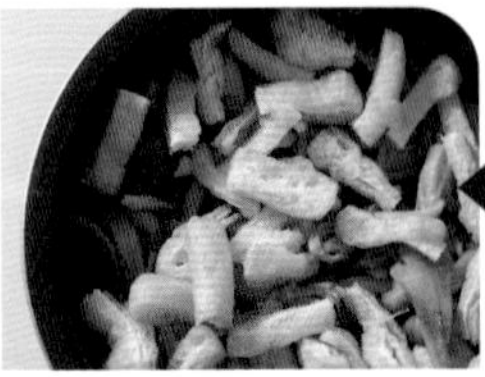

きのこだけでなく、噛み応えのある油揚げも加えます。

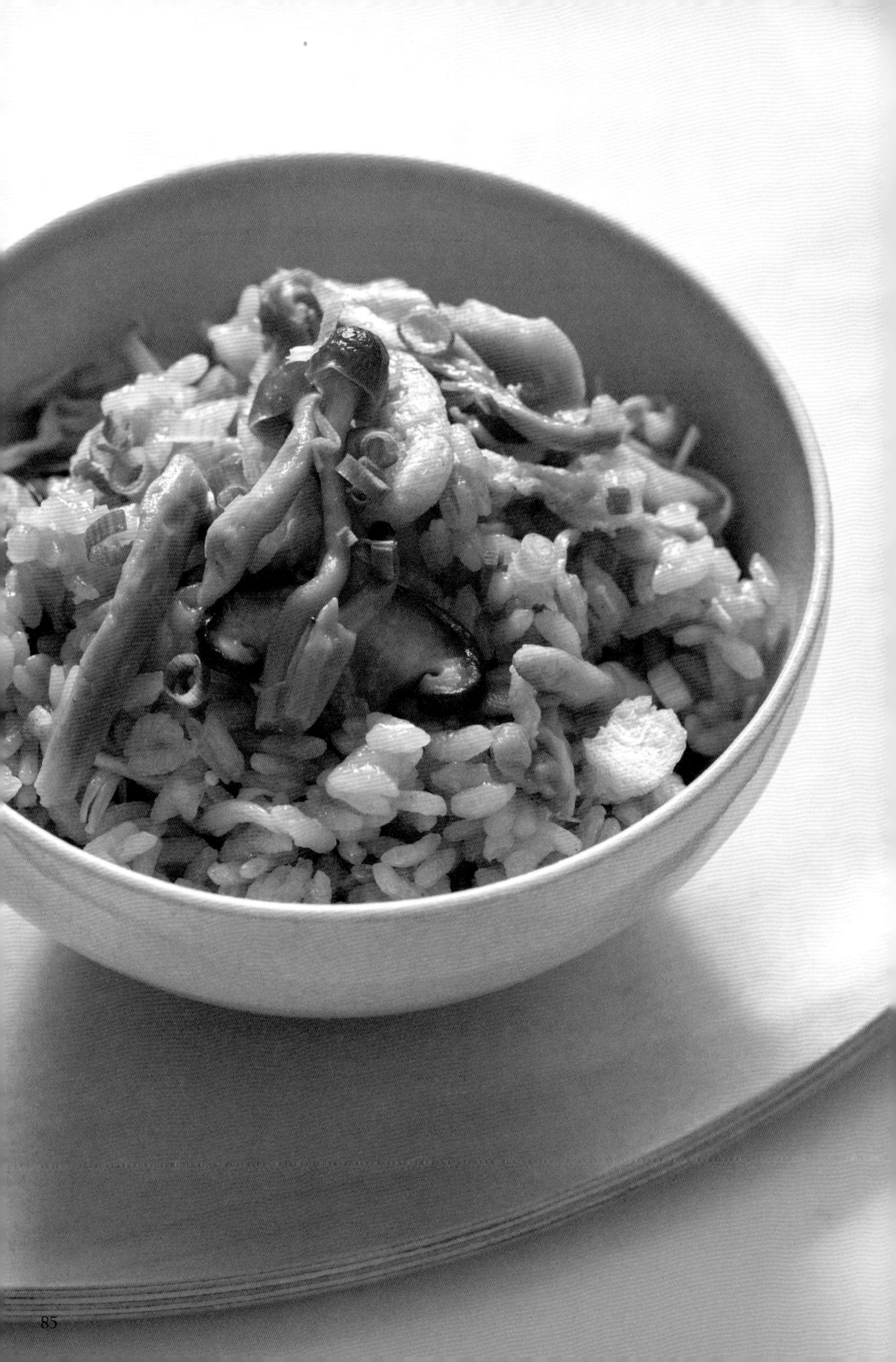

## 根菜、きのこ、こんにゃくが唾液のチカラを高める！

# 豚汁

根菜類は食物繊維が豊富でIgA抗体を増やす効果が期待できます。しめじの食物繊維や発酵食品のみそも加えて唾液の量と質を改善します。

**材料**（2人分）

- 豚バラ薄切り肉……200g
- 大根……5cm
- にんじん……1/2本
- ごぼう……1/2本
- こんにゃく……1/2枚
- かぼちゃ……1/4個
- しめじ……1/4パック
- おろししょうが……小さじ1/2
- 和風だし（顆粒）……小さじ2

**A**
- 酒……1/4カップ
- みりん……大さじ2

- みそ……大さじ2
- サラダ油……大さじ1/2

**作り方**

**1** 豚バラ薄切り肉は3cm幅に切る。ごぼうはせん切りに、大根は5mm厚さの半月切りに、にんじんはいちょう切りにする。しめじは石づきを落としてほぐす。こんにゃくは湯通しして手でちぎる。かぼちゃは一口大に切る。

**2** 鍋にサラダ油を中火で熱し、ごぼうを炒めて取り出す。同じ鍋で豚肉を炒め、余分な脂をキッチンペーパーで拭き取る。にんじん、大根、炒めたごぼう、こんにゃく、和風だし、おろししょうがの順に加えて炒め合わせる。

**3** **A**を加えてさっと炒め、水1カップを加えてふたをして弱火で10分ほど煮たら、さらに水1カップを加える。

**4** 煮立ったらしめじ、かぼちゃを加え、かぼちゃに火が通ったらみそを溶き入れる。

**POINT**

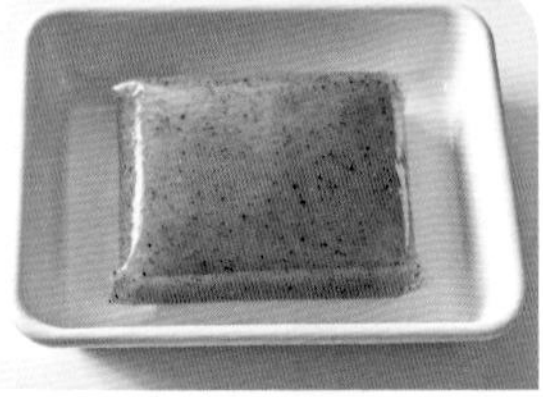

こんにゃくに含まれる不溶性食物繊維は、胃や腸で水分を吸収して大きくふくらみ、便のかさを増やして便通を促す効果があります。

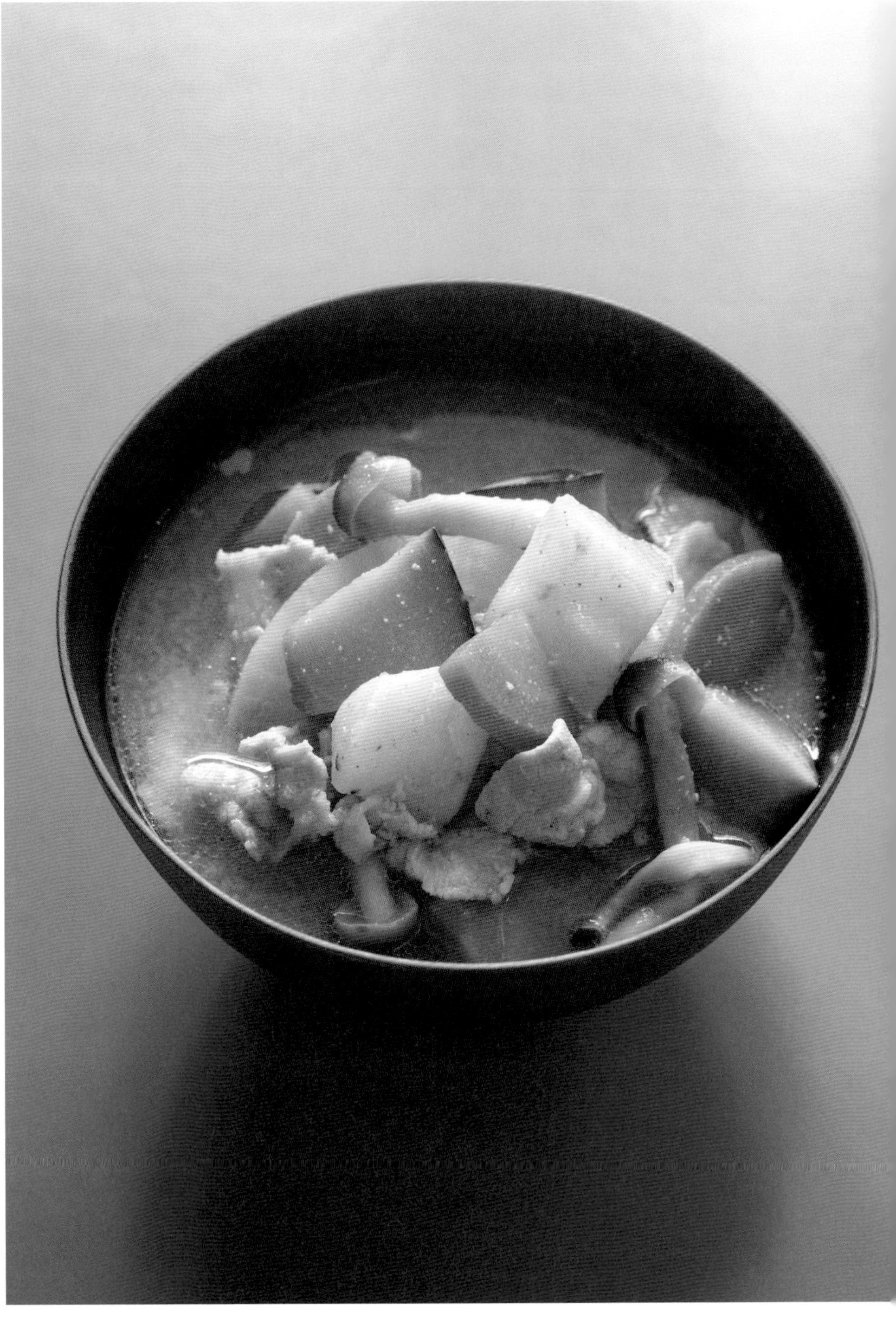

いわしを骨ごといただく

# いわしのつみれ汁

唾液の質を高めるきのこと、抗酸化作用のある青魚の組み合わせです。フードプロセッサーを使えば、骨も一緒に食べられてカルシウム補給に。

**材料**（2人分）

いわし（開いたもの）……4尾分（正味量200g）
えのきだけ……1／4袋
青ねぎ……1本
だし汁……500mℓ
**A** 赤みそ……大さじ1
　小麦粉……大さじ1
　しょうがの搾り汁……小さじ1／2
塩……小さじ1／2
しょうゆ……小さじ1／2

**作り方**

**1** いわしは尾と背びれを切り落としてぶつ切りにし、フードプロセッサーに**A**と一緒に入れてなめらかになるまで撹拌する。
**2** えのきだけは石づきを落として半分の長さに切り、青ねぎは小口切りにする。
**3** 鍋にだし汁とえのきだけを入れて中火で煮立て、**1**をスプーンで3cmほどの大きさにすくって入れる。
**4** アクが出てきたら取り除き、塩、しょうゆで味を調える。器に盛り、青ねぎを散らす。

POINT

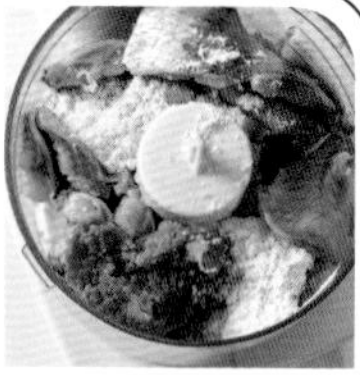

骨ごとフードプロセッサーにかけ、カルシウムも摂取しましょう。

もずくの食感を楽しむ

# 納豆みそ汁

食物繊維が豊富なもずくはIgA抗体を増やす効果が期待できます。

**材料**（2人分）

納豆……1パック
もずく……50g
おろししょうが……小さじ2
だし汁……2カップ
みそ……大さじ2

**作り方**

**1** 納豆は混ぜる。
**2** もずくはさっと水洗いして適当な長さに切る。
**3** 鍋にだし汁を入れて煮立たせ、**1**、**2**を加える。再び煮立ったらみそを溶き入れ、おろししょうがを加えて火を止める。

POINT

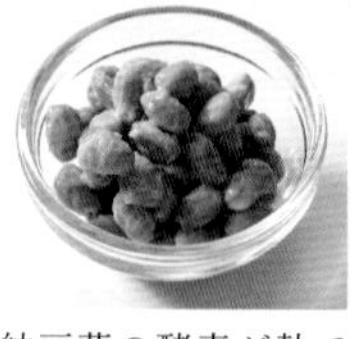

納豆菌の酵素が熱で失われないように、煮込まないでさっと火を通しましょう。

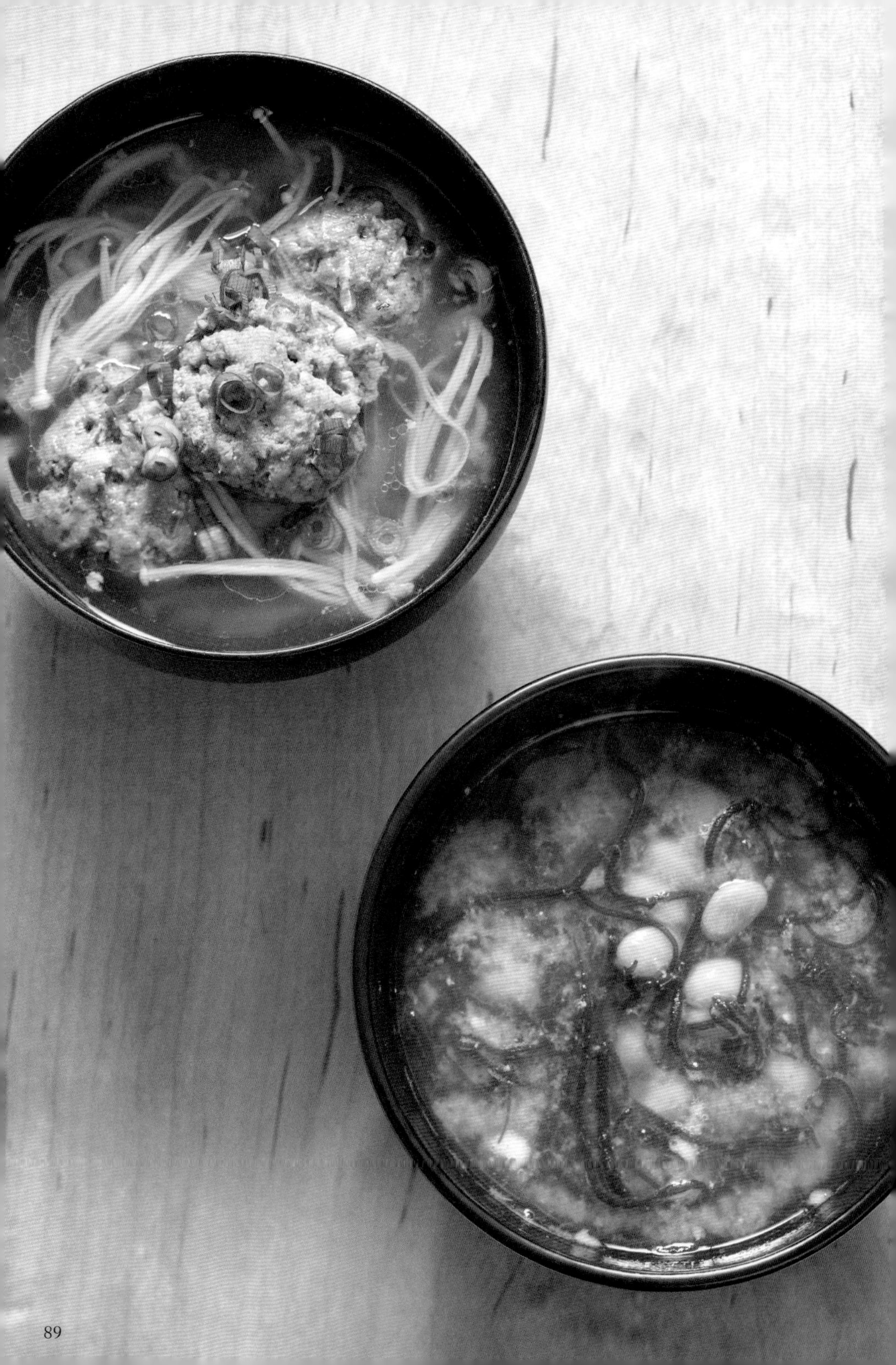

キウイとヨーグルトで唾液の質を改善

# キウイヨーグルト

キウイは、ビタミンＣやカリウム、食物繊維を多く含む優秀フルーツ。プチプチした種の食感も食べていて楽しい。

**材料**（**２人分**）

キウイフルーツ……１個
**Ａ**｜プレーンヨーグルト（無糖）……２５０g
　｜砂糖……大さじ２と１／２
ゼラチン……５g
はちみつ……適量

**作り方**

**1** ゼラチンは大さじ３の湯でふやかす。

**2** 耐熱ボウルに**Ａ**を入れ、電子レンジで20秒加熱し、**1**を加えて溶けるまでよく混ぜる。

**3** 粗熱が取れたら半量ずつ器に入れてラップをかけ、冷蔵庫に入れて冷やし固める。

**4** キウイは皮をむいてフォークで粗くつぶし**3**にのせ、はちみつをかける。

POINT

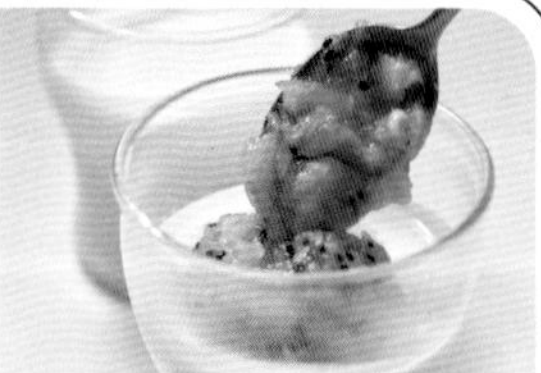

キウイの酵素でゼラチンが溶けるので、食べる直前にかけましょう。

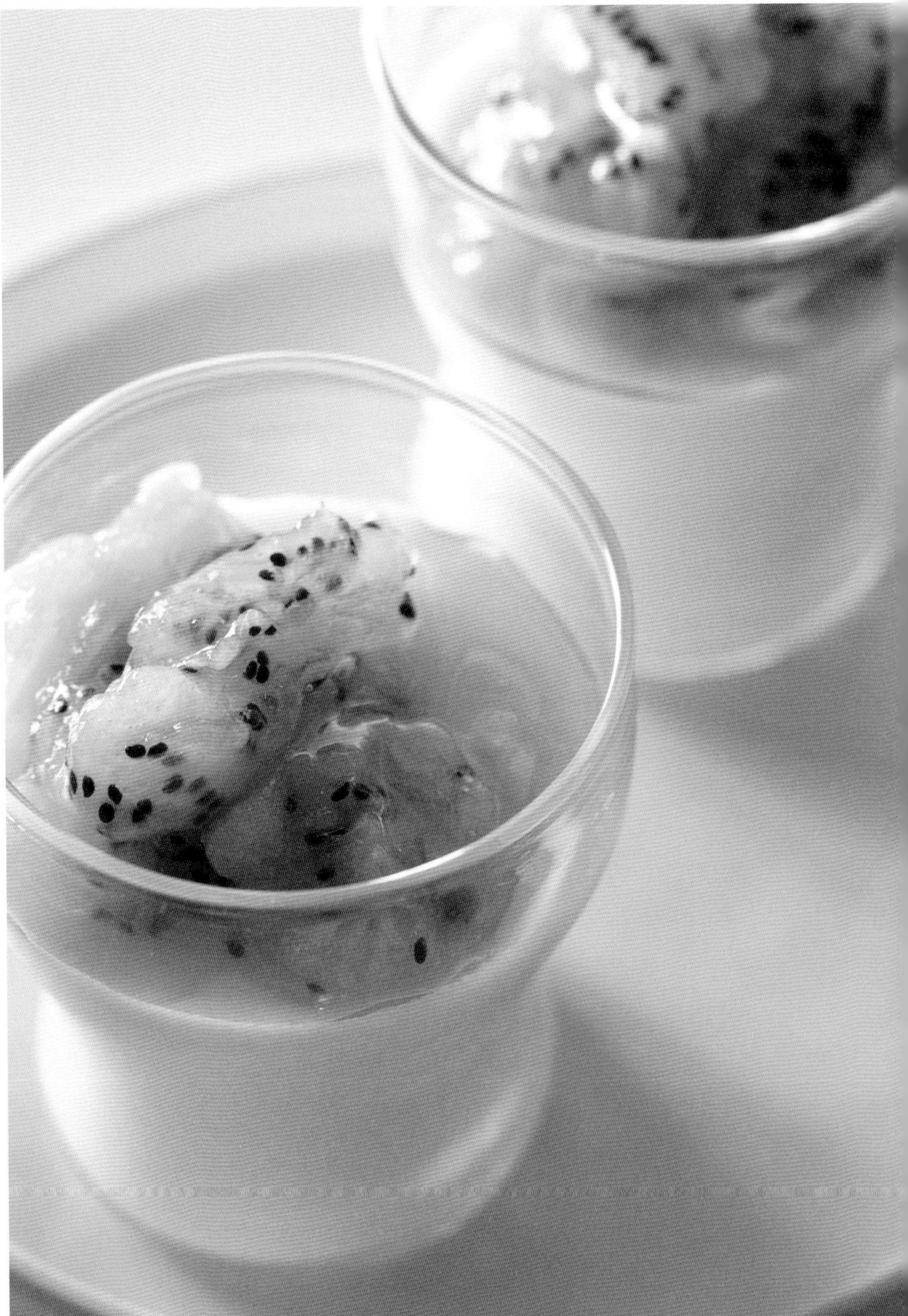

りんごも入れて食感の違いを楽しむ

# さつまいものレモン煮

レモンを加え、唾液の分泌を促します。
食物繊維とビタミンCが一緒にとれます。

**材料**（2人分）

さつまいも……小1本（150g）
りんご……1個
砂糖……大さじ4
レモン汁……大さじ1

**作り方**

**1** さつまいもは皮ごと輪切りにし、アクが抜けて水が白くにごるまで水につける。

**2** りんごはよく洗い、皮つきのまま1〜2cmの角切りにする。

**3** 鍋に水けを切った**1**と**2**を入れかぶるぐらいの水、砂糖を加え中火にかける。煮立ったら落としぶたをして弱火で15分ほど煮て、レモン汁を加えて火を止める。

POINT

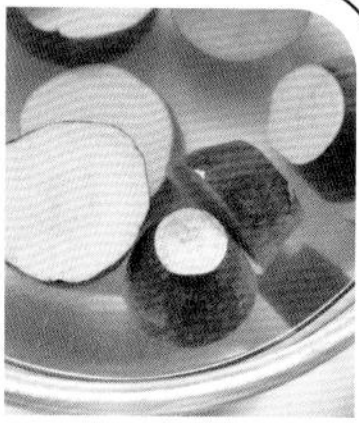

さつまいもには水溶性食物繊維と不溶性食物繊維の両方が含まれています。

意外な組み合わせがおいしい！

# 切り干し大根のヨーグルトデザート

切り干し大根とレーズンの食物繊維、ヨーグルトで唾液の量も質もアップ。レーズンの甘みがうれしい。

**材料**（2人分）

切り干し大根……20g
プレーンヨーグルト（無糖）……100g
レーズン……20g

**作り方**

**1** 切り干し大根はしっかり揉み洗いし、搾って食べやすい大きさに切る。

**2** ヨーグルトの中に**1**、レーズンを入れて10分ほどおく。

POINT

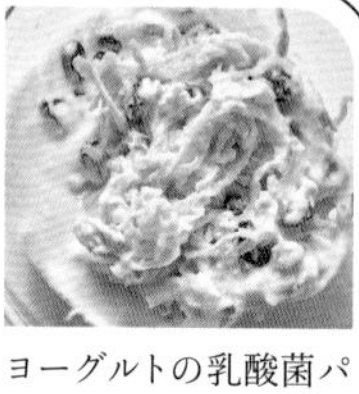

ヨーグルトの乳酸菌パワーで悪玉菌が増えるのを防ぎます。切り干し大根とレーズンには水溶性・不溶性の食物繊維が含まれ、唾液の質を高めます。

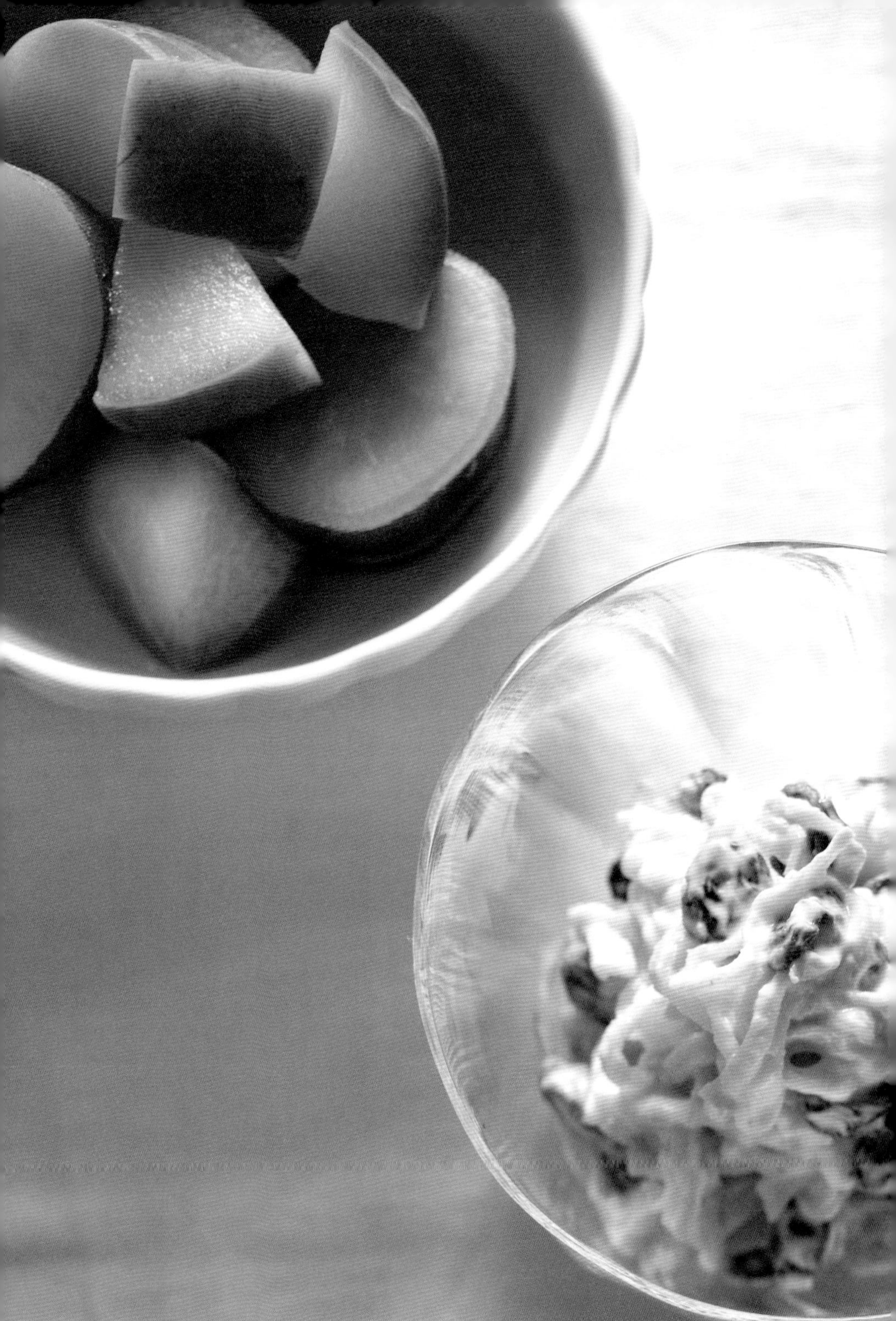

# エピローグ

歯科医師である私が今回レシピ本を出版するきっかけは料理研究家だった母の突然の死と患者さんからの声でした。

母は料理を作ることが大好きな人で、家族のためだけでなく、家に来た人へのおもてなしに自慢の手料理をふるまっていました。

いつも母に作ってもらうのが当たり前で、一緒に料理を作ったことは残念ながらあまりありません。

亡くなる1年ぐらい前までは毎年、豪華なおせちや季節に合った料理を作ってくれていました。

母はどんなときでもごはんを食べることを一番に考える人で、阪神・淡路大震災のときも、とにかくごはんを炊き続けてまわりにふるまっていました。そして食べるのと同時に新たな料理の発見に力を注いでおり、レストランに行くと料理人の方にいろいろなことを聞いている姿を今でも鮮明に覚えています。

そんな母の夢の一つが、レシピ本の出版だったことを、母の遺品の中から見つけた大量のレシピを目の当たりにして思い出しました。

そして地元紙に掲載されている私の口腔ケアについての記事をいつも読んでくれている患者さんから、いつか本を出してほしいという声をもらっており、母の夢と患者さんの要望が合致したことで出版を決意しました。

この本に載っているレシピは、読者の皆さんが作っているときも楽しんでもらえるようなものを考えて選びました。

本書を手に取ってくれた皆さんが母のレシピを通してより健康的な生活を送っていただけたら、これ以上の喜びはありません。

最後に本書の制作にあたり、ご協力いただいたすべての方々に感謝申し上げます。母の料理を再現することができたときは言葉にできない感動がありました。

自分のレシピが本という形となり、母もきっと喜んでいると思います。

本当にありがとうございました。

いちむら歯科クリニック
一村幸代

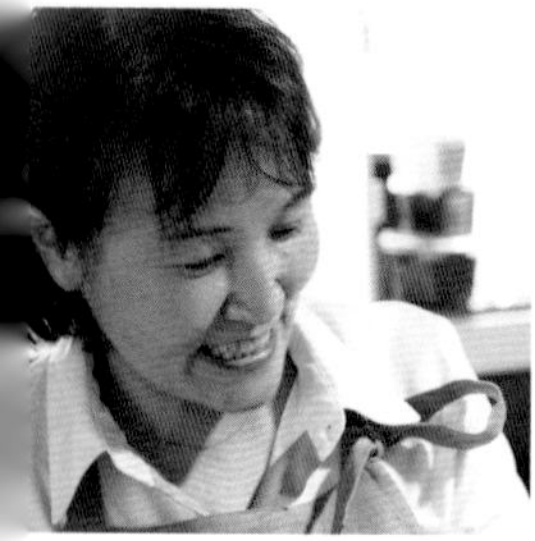


**一村幸代** いちむらさちよ

1993年に大阪大学歯学部を卒業後、5年間にわたり矯正治療や噛み合わせについて研鑽を積み、日本矯正歯科学会認定医を取得。その後いちむら歯科クリニックを開業する。地元兵庫で地域に密着した歯科医師として一人ひとりの患者のニーズを見極め、丁寧に対話しながら診察することを心掛けている。



参考文献：NPO法人日本唾液ケア研究会
「唾液研究ニュースレター」


本書についての
ご意見・ご感想はコチラ

歯科医師が教える

# 唾液のチカラで健康レシピ


2023年5月29日　第1刷発行

著　者　一村幸代
発行人　久保田貴幸

発行元　株式会社 幻冬舎メディアコンサルティング
〒151-0051　東京都渋谷区千駄ヶ谷4-9-7
電話　03-5411-6440(編集)
発売元　株式会社 幻冬舎
〒151-0051　東京都渋谷区千駄ヶ谷4-9-7
電話　03-5411-6222(営業)
印刷・製本　瞬報社写真印刷株式会社




ISBN 978-4-344-94494-7 C0077
幻冬舎メディアコンサルティングHP
https://www.gentosha-mc.com/





撮影
吉田篤史

デザイン
高見朋子(文京図案室)

イラスト
佐々木一澄

調理・スタイリング
ダンノマリコ

編集協力／執筆協力
丸山みき(SORA企画)／
園岡志麻

編集アシスタント
大西綾子／秋武絵美子／
永野廣美(SORA企画)